LES PETITS SIGNES

DE

LA CONTRACTURE

PAR LE

Dr Henri MEURISSE

Ancien externe des Hôpitaux de Paris

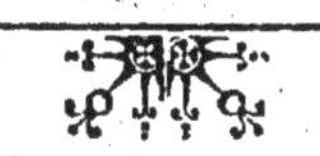

PARIS

ALFRED LECLERC, ÉDITEUR

19, RUE MONSIEUR-LE-PRINCE, 19

—

1913

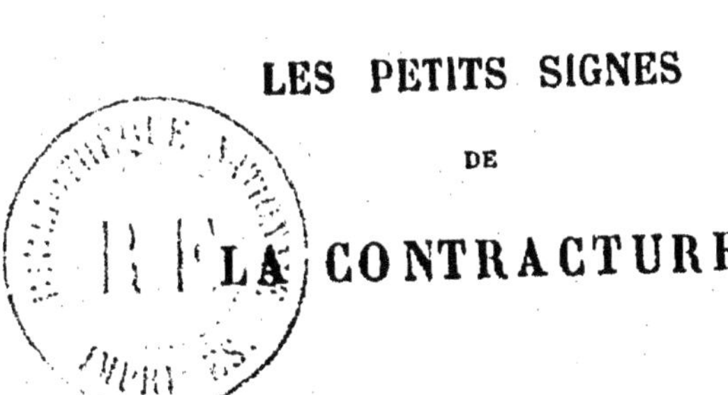

LES PETITS SIGNES

DE

LA CONTRACTURE

LES PETITS SIGNES

DE

LA CONTRACTURE

PAR

Henri MEURISSE

Ancien externe des Hôpitaux de Paris

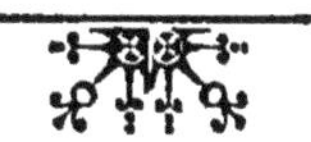

PARIS

ALFRED LECLERC, ÉDITEUR

19, RUE MONSIEUR-LE-PRINCE, 19

—

1913

A LA MÉMOIRE DE MON PÈRE

A mon Président de Thèse

M. le Professeur DEBOVE

Médecin de l'Hôpital Beaujon
Doyen honoraire de la Faculté
Secrétaire perpétuel de l'Académie de Médecine
Commandeur de la Légion d'Honneur

A M. le Docteur M. KLIPPEL

Médecin de l'Hôpital Tenon

A mes Maitres dans les Hôpitaux

M. le Professeur LANDOUZY

Doyen de la Faculté de Médecine
Membre de l'Académie de Médecine
Médecin de l'Hôpital Laënnec
1906-07

M. le Docteur Charles NÉLATON

Professeur agrégé à la Faculté de Médecine
Chirurgien de l'Hôpital Boucicaut
1907-08 *(In memoriam)*

M. le Docteur Louis QUEYRAT

Médecin de l'Hôpital Cochin-Annexe
1908-09

M. le Docteur MÉMÉTRIER

Professeur agrégé à la Faculté de Médecine
Médecin de l'Hôpital Tenon
1909-10

M. le Docteur KLIPPEL

Médecin de l'Hôpital Tenon
1910-11

M. le Professeur CHANTEMESSE

Membre de l'Académie de Médecine
Médecin de l'Hôtel-Dieu
1911

M. le Professeur PINARD
Membre de l'Académie de Médecine
1912

A MM. les Docteurs CAMPENON, LORTAL-JACOB, LAIGNEL-LAVASTINE, OMBREDANNE, DEGUY, L. RAMOND, GASNE (*in memoriam*), DE MASSARY, PROSPER MERKLEN, BALTHAZARD, COUVELAIRE, J. CAMUS, VILANDRE.

INTRODUCTION

Dans un mémoire paru dans la *Revue Neurologique*, M. Lhermitte (1) a groupé « les petits signes de l'hémiplégie ». Par analogie avec les petits signes du mal de Bright, l'auteur a dénommé ainsi toute la série des symptômes qui ont été décrits, ces dernières années, à la suite des travaux d'un grand nombre d'auteurs.

Notre maître, M. le Dr M. Klippel, dont nous avons été l'externe, nous a donné l'idée de reprendre cette étude ; et il nous a proposé le titre « les petits signes de la contracture », parce qu'il répond mieux à la réalité des faits.

Ce n'est pas, dans l'hémiplégie seulement, que l'on rencontre ces phénomènes cliniques ; c'est dans toutes les altérations du système pyramidal, notamment dans celles qui s'accompagnent de contractures. Bien entendu c'est l'hémiplégie organique, la manifestation la plus

(1) Lhermitte. Les petits signes de l'hémiplégie. *Revue neurologique*, no 11, 15 octobre 1911.

fréquente, qui en permet le mieux l'étude. C'est elle qui a servi de base pour nos observations.

Nous avons groupé dans un premier chapitre tous les petits signes qui ont pu être décrits et nous en avons fait l'étude ; dans une deuxième partie nous avons réuni les données qui se dégagent de l'examen des malades.

Notre travail demeure, avant tout, une mise à jour d'une question encore à l'étude. Nous avons cherché, surtout, à réunir des faits pour en retenir ce qu'il y a d'essentiel pour la clinique. Il était, enfin, utile de rassembler les travaux disséminés montrant la diversité de ces manifestations, et dont la liste s'est encore accrue depuis le travail intéressant de M. Lhermitte.

LA CONTRACTURE

« On donne le nom de contractures à des contractions toniques involontaires et généralement persistantes d'un ou de plusieurs muscles de la vie animale (1) ». Telle est la définition que donnent MM. Achard et Léopold Lévi de la contracture.

La contracture se manifeste, tout spécialement, dans les affections systématisées de la moelle, qui intéressent les cordons latéraux : tabès dorsal spasmodique, sclérose latérale amyotrophique, syndrome de Little ; et dans les affections cérébrales qui touchent le faisceau pyramidal : hémorragies, ramollissement, abcès, tumeurs. Elle peut faire partie du tableau clinique des compressions médullaires, de la sclérose en plaques, de la syringomyélie, de certaines myélites diffuses. La contracture est encore la conséquence de lésions articulaires, d'intoxications générales comme l'empoison-

(1) Achard et Léopold Lévi. Contractures. *Nouveau traité de médecine et de thérapeutique.* Séméiologie nerveuse, page 177.

nement par la strychine ou de toxi-infections comme le tétanos. L'hystérie enfin réalise la contracture.

Ce que nous aurons en vue, dans cette étude, c'est uniquement la contracture, qui est liée aux altérations du faisceau moteur et qu'il conviendrait d'isoler.

Ce n'est pas ici le lieu d'exposer et de discuter les nombreuses théories qui furent émises pour donner quelque explication de la contracture. Nous rappellerons simplement que cet état est en somme une manifestation de l'exagération du tonus musculaire.

Depuis longtemps, les cliniciens ont été frappés de la relation qui existe entre la contracture, l'exagération des réflexes tendineux et le clonisme ; et réciproquement, chez un sujet qui venait d'être frappé de paralysie, la constatation de réflexes tendineux exaltés, et de clonisme, leur faisait prévoir la contracture. Tels sont les symptômes que l'on pourrait appeler les grands signes de la contracture.

Plus récemment, et depuis les communications de Babinski sur le phénomène de l'extension de l'orteil, une foule de petits signes ont été décrits dans les affections pyramidales qui s'accompagnent de contracture. S'ils n'ont pas un intérêt immédiat pour le diagnostic, à vue d'œil, leur présence vient souvent donner la clef du diagnostic différentiel entre les lésions organiques et les affections fonctionnelles, et permet, par ailleurs; de saisir, de façon précoce, l'imminence de la contracture.

C'est cette étude des *petits signes* que nous allons exposer, après avoir toutefois repris, d'ensemble, nos connaissances sur les *grands signes* de la contracture.

I

LES GRANDS SIGNES

Contracture. — Exagération des réflexes tendineux. — Clonisme.

Brissaud a montré que les contractures cèdent à une application de quinze à vingt minutes de durée de la bande d'Esmarch (1). Elles disparaissent, ou tout au moins diminuent, pendant le sommeil chloroformique. En même temps les réflexes tendineux diminuent d'intensité.

Brissaud, Sicard et Tanon (2) sont arrivés, par l'alcoolisation du sciatique et du crural, obtenue par injection dans la gaine de ces nerfs, à supprimer,

---

(1) Brissaud. Recherches anatomo-pathologiques et physiologiques sur la contracture parmanente des hémiplégiques. Thèse de Paris, 1880.

(2) Brissaud, Sicard et Tanon. Essais de traitement de certains cas de contractures, spasmes et tremblements des membres par l'alcoolisation locale des troncs nerveux. *Revue neurologique*, 1906. n° 4, 30 juillet.

chez des hémiplégiques et des paraplégiques, la contracture des muscles innervés par les nerfs ainsi traités; et, en même temps, ils ont fait disparaître les réflexes dépendant de ces muscles ; c'est ainsi qu'ils ont pu abolir le réflexe achilléen, le réflexe rotulien, et de plus le clonus du pied et le signe de Babinski. Voilà qui démontre les liens qui unissent la contracture, l'exagération des réflexes et le clonus.

A propos de ces expériences, M. Babinski fit part de l'idée, qui fut réalisée plus tard par Foërster, et qui est encore une démonstration de la contingence de ces trois phénomènes. « Je m'étais souvent demandé, en présence de malades atteints de paraplégies avec contracture intense, chez lesquels la force musculaire paraissant absolument conservée, l'impotence était liée à l'état spasmodique, s'il ne serait pas légitime de chercher à supprimer le spasme par une intervention chirurgicale dirigée sur les racines postérieures de la moelle, mais la crainte d'accidents m'avait toujours empêché de mettre cette idée à exécution » (1). L'opération de Foërster consiste, on le sait, dans la section de quelques-unes des racines postérieures de la région lombaire ; alors on voit bientôt l'irréflectivité succéder à la surréflectivité et la contracture cesse.

---

(1) Babinski. *Revue Neurologique* 1906, p. 676.

Une autre preuve des rapports de la contracture et de l'exagération des réflexes est dans cette constatation que, au cas de lésions de la voie pyramidale associées au tabès, la contracture fait défaut dans les membres qui sont privés de réflexes tendineux.

Il nous a paru nécessaire de rappeler ces données parce que, au premier abord, on pourrait douter de la relation de ces phénomènes, étant donné certains faits cliniques. Babinski (1) a décrit une variété de paraplégie spasmodique qui se manifeste par une contracture en flexion des membres inférieurs s'accompagnant de diminution des réflexes tendineux, avec signe de l'extension des orteils et exaltation des réflexes de défense. Souques, Claude, Etienne et Gelma, Lion et Rolland, Klippel et Monier-Vinard ont rapporté des observations de ce type de contracture que Babinski a dénommée *cutanéo-réflexe* par opposition à la contracture habituelle et qu'il appelle *tendino-réflexe*. Mais voilà un syndrome qui est en rapport avec des lésions diffuses de la moelle, qui expliquent fort bien la disparition des réflexes. Cette exception n'enlève aucune valeur à la constatation ordinaire qui réunit en un syndrome de lésion systématique du faisceau pyrami-

---

(1) Babinski. Contracture tendino-réflexe, et contracture cutanéo-réflexe. *Société de neurologie*, 9 mai 1912. — Réflexes tendineux et réflexes osseux. *Bulletin médical*, 6 et 23 novembre 1912.

dal ces trois symptômes : contracture, exagération des réflexes tendineux, clonisme.

L'exagération des réflexes rotuliens. — Les réflexes rotuliens sont exagérés dans les hémiplégies qui s'accompagnent de contracture, de même que dans toutes les affections spastiques du faisceau pyramidal. Par contre, dans les hémiplégies flasques, tout comme dans les lésions transversales complètes de la moelle, ces mêmes réflexes sont diminués ou abolis. Telle est la règle classique. Des réflexes tendineux exagérés, dès le début, témoignent de la spasticité..

Ganault, sur 10 hémiplégies récentes, mentionne le réflexe rotulien affaibli deux fois, normal 3 fois et 5 fois exagéré ; fait intéressant pour le sujet qui nous occupe, chez deux de ces derniers malades, anciens hémiplégiques, les réflexes rotuliens étaient restés exagérés au cours des premières heures qui suivirent leur nouvelle attaque. Sur 82 hémiplégiques contracturés, 74 avaient des réflexes patellaires exagérés du côté paralysé, 4 avaient des réflexes normaux et 4 des réflexes diminués, sans qu'il y ait de raison pour expliquer cet état (1).

Brissaud, dans sa thèse, avait déjà insisté sur tous ces points.

---

(1) Ganault. Contribution à l'étude de quelques réflexes dans l'hémiplégie d'origine organique. Thèse de Paris, 1898.

Diminués ou abolis après l'ictus et dans le coma, les réflexes rotuliens réapparaissent bientôt et témoignent ainsi de la réaction pyramidale et des phénomènes de sclérose qui s'accusent sur le trajet du faisceau moteur.

L'exagération des réflexes existe au cours de toutes les affections qui s'accompagnent de contracture, hémiplégie, paraplégie du type Erb, sclérose latérale amyotrophique, syringomyélie.

Les réflexes patellaires sont-ils normaux ou peuvent-ils être exagérés dans les affections fonctionnelles ? Crocq, dans son étude de la réflectivité dans l'hystérie, donne les chiffres suivants : dans 5 cas de paralysies et contractures hystériques observés chez l'homme, les réflexes rotuliens étaient exagérés 4 fois et 1 fois normaux ; dans 21 cas, chez la femme, ils étaient exagérés 15 fois, abolis 2 fois, affaiblis 3 fois et normaux 1 fois ; soit, en définitive, une exagération des réflexes dans 73 °/ₒ des cas de paralysies hystériques avec ou sans contracture (1).

H. Roger, élève de Grasset, dans une thèse sur *l'exagération des réflexes tendineux dans l'hystérie* (2), rapporte des faits analogues et donne, à ce sujet, l'opinion des neurologistes. Grasset, Déjerine, Oppen-

(1) Crocq. Le phénomène plantaire combiné. Etudes de la réflectivité dans l'hystérie. *Revue neurologique*, 1901, n° 21, 15 novembre.

(2) Roger. De l'exagération des réflexes tendineux dans l'hystérie. Thèse de Montpellier, 1908.

heim, Westphall, Achioti, Raymond, Guillain, Van Gehuchten, Von Monakov, Romberg, Lemoine, Tessier (de Lyon), Binswanger, entre autres, admettent l'exagération des réflexes tendineux dans cette névrose. Babinski, Ballet, Brissaud, Jendrassik, Klippel, Cestan, Charpentier, Maurice de Fleury, Laignel-Lavastine, Claude, Gowers, Mills ne l'admettent pas.

Babinski, dans une leçon faite à la Pitié, est revenu récemment sur cette question ; il affirme que l'hystérie est sans action sur les réflexes tendineux (1), et si l'on a pu décrire des réflexes tendineux exaltés dans l'hémiplégie ou la paralysie hystérique, c'est autant d'erreurs de diagnostic qu'il faut enregistrer. C'est la pensée de beaucoup de neurologistes, mais non pas de tous.

La question de l'exaltation des réflexes tendineux dans l'hystérie n'a pas encore reçu de solution définitive ; et, pour ce qui est des paralysies fonctionnelles qui s'accompagnent de contractures, plus d'un neurologiste admet parfaitement la possibilité de réflexes tendineux exagérés.

Le *clonisme*. — Vulpian et Charcot (2) attirèrent les premiers, l'attention sur le clonisme tendineux du

---

(1) Babinski. Réflexes tendineux et réflexes osseux. Réflexes tendineux et hystérie. *Bulletin médical*, 29 novembre 1912.

(2) Vulpian et Charcot. *Soc. méd. des Hôp.*, 1866.

pied; la même année (1866) Bouchard (1) décrivait le clonus du poignet : Voici en quoi consiste ce qu'il est convenu d'appeler le clonisme.

« Lorsque les réflexes sont exagérés, si l'on détermine une tension des muscles gastro-crémiens par l'intermédiaire du tendon d'Achille, en soulevant la pointe du pied, on provoque l'abaissement spasmodique brusque du pied, qui cesse immédiatement et se répète en oscillations successives et rythmées, tant que dure la flexion passive, communiquée au dos du pied. Si les réflexes sont très exaltés, ce *clonisme du pied* peut se propager à tout le membre inférieur, c'est ce qu'on désignait autrefois sous le nom assez impropre d'épilepsie spinale.

« Dans les mêmes conditions, un phénomène analogue se manifeste lorsque le sujet étant dans le décubitus dorsal, on abaisse brusquement la rotule et qu'on cherche à la maintenir abaissée par une pression énergique. Il se produit, à la suite de la traction du triceps crural, une série de secousses qui se répètent aussi longtemps que dure la traction — phénomène de la rotule.

« A la main, beaucoup plus rarement toutefois qu'au pied, on peut, chez les hémiplégiques contrac-

---

(1) Bouchard. Des dégénérations secondaires de la moelle épinière *Arch. gén. de méd.*, 1866, p. 272.

turés, observer un tremblement réflexe analogue, c'est le phénomène la main... » (Déjerine). (1)

Le clonus du pied est en rapport avec l'exagération des réflexes (Charcot, Brissaud, Sternberg, Grasset, Van Gehuchten, Blocq et Onanoff).

Crocq a montré les relations causales étroites qui existent entre l'exagération des réflexes, le clonisme et le signe de Babinski.

« Le clonus tendineux étant manifestement l'expression d'une hyperexagération des réflexes et le phénomène de Babinski se montrant justement dans les cas où il y a exagération des réflexes tendineux, n'est-il pas logique de conclure que ces deux manifestations, sont la résultante d'une même cause pathologique (2). »

Crocq admet cependant l'existence du clonisme en dehors d'une lésion organique du système pyramidal. Chez un jeune homme atteint d'intoxication alcoolique aiguë, une hyperexcitabilité réflexe tendineuse et cutanée, avec clonus rotulien et achilléen, disparut au bout de sept jours, lorsque le sujet fut complètement guéri (3).

---

(1) DÉJERINE. Séméiologie du système nerveux. *In traité de pathologie de Bouchard*, t. V, page 925.

(2) CROCQ. Etude sur le clonisme tendineux. *Journal de neurologie*, 1901, page 21.

(3) CROCQ. Physiologie et pathologie du tonus musculaire, des réflexes et de la contracture. Rapport au Congrès de Limoges, *Journal de neurologie*, 1901 p. 455.

Dans son mémoire sur *l'étude de la réflectivité dans l'hystérie* (1), Crocq signale le clonisme du pied dans 10 cas d'hystérie sur 100 et celui de la rotule dans 5 cas ; 3 fois le clonus du pied et de la rotule s'observaient dans des paralysies et contractures. Déjà dans son rapport au Congrès de Limoges, le neurologiste belge écrivait : « Nous avons observé le clonus du pied dans plusieurs cas dans lesquels le diagnostic fut confirmé par la guérison des malades ». Des faits analogues avaient été signalés par Bourneville et Poulet, De Buck, Van Gehuchten, Bechterew, Oppenheim, Gowers, Sternberg, Déjerine. Le clonisme a été encore signalé dans la fièvre typhoïde (Dalliez), à la suite de certaines lésions traumatiques des membres (Maurice de Fleury) (2).

Ayant même observé le clonisme avec l'absence des réflexes rotuliens, certains auteurs ont pu penser qu'il n'y avait pas toujours origine commune à la trépidation épileptoïde et aux réflexes tendineux (3).

Pour M. Babinski, la trépidation épileptique va

---

(1) Crocq. Etude de la réflectivité dans l'hystérie. *Revue neurologique*, 1901, 15 novembre.

(2) M. de Fleury. Notes sur les rapports de la trépidation épileptoïde du pied avec l'exagération des réflexes rotuliens. *Revue de médecine*, août 1881.

(3) Pitres et M. de Fleury. Notes sur les caractères graphiques de la trépidation épileptoïde du pied et de la rotule. *Revue de médecine*, juin 1886.

toujours de pair avec l'exagération des réflexes tendineux ; on ne la rencontre pas plus dans l'hystérie qu'en dehors des manifestations organiques du système pyramidal ; et il y aurait lieu de distinguer la trépidation épileptoïde fruste, phénomène physiologique, de la trépidation parfaite, phénomène pathologique.

« J'appelle parfaite l'épilepsie spinale lorsque, dans le cours d'un examen que je prolonge quelques minutes, je puis la provoquer sous la simple influence d'une flexion passive imprimée au pied avec une certaine brusquerie, lorsque je puis la reproduire autant de fois que je le désire et que le sujet ne fait pas contracter volontairement les muscles de la jambe, ce que je reconnais à ce que, quand j'imprime au pied avec douceur des mouvements passifs de flexion et d'extension, l'étendue de ces mouvements et le degré de résistance que je suis obligé de surmonter sont toujours identiques, quel que soit le nombre de mes explorations et alors même que l'attention du sujet et détournée des recherches auxquelles, je me livre.

« Si la trépidation épileptique, tout en se manifestant à certains moments, comme la variété précédente, par une série régulière de mouvements alternatifs de flexion et d'extension et privée d'un des caractères que je viens de relever, elle sera dite fruste (1) ».

Ce que les neurologistes pensent de l'exagération des réflexes dans l'hystérie, ils le pensent du clonisme ; et cette question n'est pas encore réglée, à savoir : peut-on rencontrer l'exaltation des réflexes et du clonisme dans l'hystérie, dans les paralysies avec contracture notamment ?

Voilà qui montre la nécessité de rechercher chez les malades contracturés, pour faire un bon diagnostic, les petits signes que nous allons maintenant décrire.

II

LES PETITS SIGNES

Le signe de Babinski. — Il est classique d'admettre qu'au cours des affections constituées des voies pyramidales les réflexes cutanés proprements dits (abdominal, plantaire, crémastérien, etc.) sont abolis, alors que les réflexes tendineux et les réflexes de défense sont exagérés.

Dans les hémiplégies récentes, le réflexe plantaire est généralement normal. Ganault, dans sa thèse

---

(1) Babinski. De l'épilepsie spinale fruste. *Revue neurologique*, 1903, p. 111 et 1906, p. 287. — Réflexes tendineux et réflexes osseux. *Bulletin médical*, 6 et 23 nov. 1912.

(Contribution à l'étude de quelques réflexes dans l'hémiplégie de cause organique), ne le trouve aboli que dans moins de 10 pour 100 des cas. Dans les hémiplégies anciennes, alors que les phénomèmes de contracture sont accusés, le réflexe plantaire est généralement affaibli, sinon aboli. Ganault le mentionne diminué dans 62 pour 100 des cas ; dans 24 pour 100 il était exagéré. Généralement, le réflexe plantaire normal est alors remplacé par le réflexe plantaire pathologique. L'extension du gros orteil, et accessoirement celle des autres orteils, est de règle dans les hémiplégies organiques ainsi que dans toutes les altérations pyramidales.

Décrit par Babinski (1), ce phénomène clinique a été l'objet d'une quantité de travaux intéressants. Il s'observe surtout dans les hémiplégies organiques, dans les paraplégies spinales spasmodiques, dans la sclérose en plaques, la syringomyélie, la sclérose latérale amyotrophique, la maladie de Friedreich, les compressions de la moelle (mal de Pott, cancer, etc.); on l'a signalé dans des cas de méningite cérébro-spinale, de myélite tranverse, de méningo-encéphalite diffuse (forme motrice de la paralysie générale), au

---

(1) Babinski. Sur le réflexe cutané plantaire dans certaines affections organiques du système nerveux central. *Société de biologie*, 22 février 1896.

cours de crises d'épilepsie généralisée ou d'épilepsie partielle, dans des empoisonnements par la strychnine ; en somme toutes affections où les signes de contracture dominent la physionomie générale clinique.

D'ailleurs, ainsi que Babinski l'a montré (1) le phénomène des orteils a un lien avec l'exagération des réflexes tendineux et l'épilepsie spinale; mais il peut également faire défaut dans un membre atteint de paralysie spasmodique avec exagération des réflexes tendineux et trépidation épileptoïde du pied. Inversement, on peut observer très nettement le signe des orteils dans des cas où, malgré l'existense d'une lésion du système pyramidal, les réflexes tendineux sont normaux, au dessous de la normale ou abolis.

Le signe de Babinski fait défaut dans les sections complètes de la moelle, qui s'accompagnent de paraplégie flasque, ou dans les lésions transverses complètes médullaires (Marinesco) (2). Dans un certain nombre de lésions centrales récentes (hémorragies cérébrales), il n'est pas rare non plus de ne pas observer le phénomène des orteils. Il manque en somme dans beaucoup d'états de flaccidité.

La valeur du signe de Babinski, dans le diagnostic

(1) Babinski. Du phénomène des orteils. *Semaine médicale*, 1898, n° 40. — *Société de neurologie*, 25 juin 1898.

(2) Marinesco. Etude sur le phénomène des orteils. *Revue neurologique*, 30 mai 1903, n° 10.

des lésions des voies pyramidales, est aujourd'hui reconnue par la majorité des neurologistes comme étant de premier ordre ; il serait même un bon moyen de diagnostic différentiel entre les lésions organiques et les troubles fonctionnels.

Pourtant quelques auteurs, voici quelques années, lui ont contesté cette valeur. Martin Cohn, de Berlin, dans un mémoire *Sur la valeur du réflexe des orteils*, a rapporté un cas de paralysie hystérique unilatérale avec flexion du gros orteil, à l'excitation de la plante du pied, du côté sain, et extension du gros orteil du côté paralysé. Cet auteur déclare, en outre, avoir trouvé 20 p. 100 de cas de personnes adultes, exemptes de toute lésion nerveuse et qui présentaient le phénomène des orteils de Babinski (1). Harris, dans un travail sur le même sujet, a signalé deux cas de paralysie, fonctionnelle avec signe de Babinski (2). Schüler élève de Senator, a insisté, lui aussi, dans une note, sur la présence de ce phénomène sur les personnes normales (3). Et cette question fut l'objet d'une discussion au XIIIe Congrès international de médecine (4).

---

(1) MARTIN COHN. *Neurol. Centralb.*, 1899, n° 13, p. 580.

(2) HARRIS. *Review of Neurology and Psychiatry.* 1903, n° 5.

(3) SCHULER. *Neurol. Centralb.*, 1899, n° 13, p. 585.

(4) FERRIER. Le diagnostic de l'hémiplégie organique et de l'hémiplégie hystérique. Rapport au XIIIe Congrès international de médecine. *In Revue neurolog.*, 1900, n° 14.
ROTH. *Idem.*

Les neurologistes qui ont attiré l'attention sur ces faits ont vraisemblablement été, ainsi que Crocq l'a écrit dans son rapport au Congrès de Limoges, victimes d'une erreur de diagnostic ou d'une erreur d'interprétation ; et ils ont confondu le faux signe de Babinski (Crocq), réflexe de défense, avec le phénomène de l'extension du gros orteil.

Chez l'adulte bien portant, l'excitation légère de la plante du pied amène une flexion des orteils ; c'est là le réflexe plantaire, réflexe cortical. L'excitation forte de la plante du pied amène une réaction de défense, avec flexion de la cuisse sur le bassin, de la jambe sur la cuisse, du pied sur la jambe et extension des orteils ; c'est cette réaction de défense, réflexe d'ordre médullaire, qu'on a pu observer chez les hystériques, et que Crocq appelle le faux réflexe de Babinski, souvent bien difficile à différencier du vrai signe de l'extension de l'orteil. Ajoutons, cependant, qu'il est des neurologistes, Crocq lui-même, qui admettent la possibilité de l'existence du signe de Babinski chez des personnes normales ou même chez des hystérisques.

Pourquoi, d'ailleurs, n'existerait-il pas chez l'homme normal comme vestige ou comme permanence d'un état antérieur ? On admet des stigmates congénitaux, des arrêts de développement, pourquoi n'admettrait-on pas la possibilité, exceptionnelle il est vrai, mais réelle, de l'extension du gros orteil chez l'adulte, puisqu'elle existe chez le tout jeune enfant ? Le réflexe plantaire se fait normalement en extension dans le premier âge. (Martin Cohn, Schüler, Collier, Muggia, Van Epps). Léri, qui a repris la question, pense qu'après trois ans la flexion est la règle, l'extension, l'exception sans acquérir toutefois la même valeur diagnostique certaine que chez l'adulte (1).

Quoi qu'il en soit, le signe de Babinski est de première valeur dans le diagnostic des lésions du faisceau pyramidal, et il exprime la perturbation, la contracture ou l'imminence de la contracture.

Les modalités du signe de Babinski. — Un certain nombre d'auteurs ont décrit, depuis les recherches de Babinski, des signes qui ont, avec le réflexe qu'il a trouvé, la plus grande analogie, quand ils n'en sont pas tout simplement une modalité différente.

Le signe d'Oppenheim.— Voici comment s'obtient ce réflexe. (2)

« Si l'on frotte énergiquement la peau de la surface interne de la jambe chez les individus normaux en traînant le manche du marteau à percussion de haut en bas, il ne se produit pas de mouvement réflexe ou

---

(1) A. Léri. Le réflexe des orteils chez les enfants. *Revue neurologique*, 1903, n° 14, 30 juillet.

(2) Oppenheim. *Monatsch. f. Psych.*, novembre et décembre 1902.

il y a apparition de flexion des orteils. Par contre, ce réflexe se produit en sens contraire dans les affections du cerveau et de la moelle épinière qui s'accompagnent du syndrome spastique, c'est-à-dire dans lesquelles existe une lésion du faisceau pyramidal ; l'excitation de la peau de la jambe décrite ci-dessus, amène une extension des orteils et du pied. Au mouvement réflexe participe presque toujours l'extenseur du gros orteil.»

Evidemment, le signe d'Oppenheim n'est autre que le signe de Babinski ; la différence qui les sépare est dans la façon de les rechercher (Cassurer, Pierre Marie et A. Léri).

Le réflexe antagoniste de Schaefer. — Lorsqu'on presse énergiquement le tendon d'Achille dans son tiers moyen ou dans son tiers supérieur entre le pouce et l'index, on provoque, chez l'individu sain, une sensation de douleur légère en même temps que l'on observe une très faible extension du pied et parfois aussi une flexion des orteils. Chez les hémiplégiques, la même manœuvre donne la flexion du pied avec extension des orteils. Schaefer a donné à ce réflexe le nom de réflexe antagoniste parce que l'excitation du groupe fléchisseur amène, au cas de lésion pyramidale, une réaction dans le groupe extenseur. (1)

---

(1) SCHAEFER. *Neurolog. Centralb.*, 1899, n° 22.

Babinski a démontré que le pincement de la peau dans la même région donne tout aussi bien que la pression tendineuse l'extension des orteils (1).

Le signe de Babinski s'obtient encore par la percussion du tendon de l'extenseur propre du gros orteil (Rossolimo (2), Throckmorton) (3).

Le réflexe du dos du pied. — Kürt-Mendel a décrit ce phénomène réflexe (4). Quand on percute la partie latérale du dos du pied, dans sa moitié proximale, on constate, dans un certain nombre d'affections nerveuses organiques, en particulier dans l'hémiplégie, une flexion des orteils, du 2e au 5e, avec extension du gros orteil. Bechterew a décrit ce même phénomène sous le nom de *réflexe tarso-phalangien* (5).

Le réflexe paradoxal de Gordon. — Gordon, de Philadelphie, a attiré l'attention sur ce signe. Voici comment l'auteur recommande de chercher ce réflexe : « Le malade est couché sur le dos ou mieux encore assis, les pieds sur un tabouret. La jambe est légèrement tournée en dehors, car, dans cette position, les

---

(1) Babinski. Sur le prétendu réflexe antagoniste de Schaefer. *Société de neurologie*, 11 janvier 1900.

(2) Rossolino. *Journal (russe) de Neurol. et de Psychiâtrie* 1907 p. 582.

(3) Trockmorton. *The Journal of the American medical association* n° 18, 6 mai 1911.

(4) Kurt-Mendel. *Neurol. Centralb.*, n° 5, 1er mars 1904.

(5) Bechterew. *Revue russe de psychiâtrie, de neurologie et de psychologie expérimentale*, 1904, n° 6.

muscles sont entièrement relâchés. L'opérateur se place toujours du côté externe de la jam[illegible]a partie saillante de la main étant placée sur la face antérieure du tibia ; ses doigts exercent une pression assez forte sur le milieu du mollet. Si le réflexe est présent on observe une extension du gros orteil (1) ». Gordon appelle ce réflexe paradoxal parce que l'excitation des fléchisseurs produit l'extension des orteils.

Le signe de Gordon rappelle celui de Schaefer, et par conséquent ne paraît pas être autre chose que le signe de Babinski. Cependant il n'en serait pas tout à fait ainsi. Gordon a rapporté plusieurs observations où le signe de Babinski n'existait pas et où le réflexe paradoxal existait. Un jeune homme de 23 ans présente, à la suite d'un coup reçu sur la tête, de l'aphasie motrice avec légère impotence motrice droite ; on met en évidence le réflexe paradoxal mais non le signe de Babinski. Après l'intervention, on vit disparaître le réflexe paradoxal du sixième au douzième jour. Il s'agissait d'une esquille qui avait donné lieu à une petite hémorragie sous-dure-mérienne. Dans un autre cas de traumatisme, chez un malade qui présentait une exagération bilatérale des deux réflexes patellaires avec réflexe paradoxal net des deux côtés, mais plus

---

(1) Gordon. Réflexe paradoxal des fléchisseurs, leurs relations avec le réflexe patellaire et le phénomène de Babinski. *Revue neurologique*, 1904, n° 21, 15 novembre.

marqué à gauche, après l'intervention, on vit disparaître le signe de Gordon qui fut remplacé par le signe de Babinski. L'opérateur avait trépané le crâne du côté droit et avait enlevé un gros caillot ainsi qu'une petite quantité de tissu cérébral ramolli.

Gordon conclut de ces faits que ces deux réflexes s'obtiennent dans des conditions différentes ; le réflexe paradoxal serait l'indice d'une irritation, le signe de Babinski d'une lésion constituée des voies pyramidales. Le signe de Gordon ne s'observerait pas chez l'homme normal ni chez les hystériques (1).

L'extension continue du gros orteil. — M. Sicard a fait, à la société de neurologie (15 juillet 1911) une communication, qui fit le sujet d'un mémoire original (2), sur *l'extension continue du gros orteil, signe de réaction pyramidale.*

« A côté du signe de Babinski, se superposant à lui mais pouvant s'en montrer indépendant, nous avons eu l'occasion de rencontrer, dans un grand nombre de cas où le faisceau pyramidal était intéressé, un phénomène de même ordre, mais immédiatement objectif : c'est l'extension continue du gros orteil ».

M. Sicard a rencontré cette extension continue, avec

(1) Gordon. Valeur diagnostique du réflexe paradoxal. Nouvelles preuves anatomiques de son importance pratique. *The Journal of the american medical association*, n° 11, 18 mars 1911.

(2) Sicard. *Revue Neurologique* n° 11, 15 octobre 1911.

tous les degrés possibles, dans la période comateuse, comme dans la période spasmodique ultérieure, au cours des hémiplégies organiques. Il l'a retrouvée dans la paraplégie spasmodique, la maladie de Friedreich.

Dans un important travail, paru en 1903, sur le phénomène des orteils, le professeur Marinesco signale, chez nombre de malades atteints de lésion organique du système pyramidal, une contraction plus ou moins apparente du gros orteil. « On voit aussi, chez ces malades, une rétraction permanente du gros orteil, état qui s'exaspère parfois par l'effort ».

Au XIIe Congrès de médecins aliénistes et neurologistes de France et de pays de langue française, tenu à Grenoble en août 1902, M. Pailhas, d'Albi, fit une communication sur l'extension durable ou prolongée du gros orteil associée au signe de Babinski.

Homburger, dans un mémoire paru en 1901, attirait déjà l'attention sur la contracture en extension permanente du gros orteil, et il en donnait comme explication que cet état est le résultat d'une action réflexe permanente produite par la marche ou la station debout (1).

L'abduction des orteils. — Ce signe a été décrit par Babinski (2) :

(1) Homburger. *Neurol. Centralb.*, n° 15, 1er août 1901.

(2) Babinski. De l'abduction des orteils. *Société de neurologie*, 2 juillet 1903.

« L'excitation de la plante du pied provoque parfois, entre autres mouvements réflexes, une abduction plus ou moins marquée d'un ou de plusieurs orteils qui a déjà été incidemment signalée par certains auteurs, sans qu'ils y aient attaché une valeur séméiologique quelconque.

Mon attention a été attirée, aussi, depuis assez longtemps, sur ce phénomène que j'ai observé à l'état normal ainsi qu'à l'état pathologique. Mais chez les sujets sains il est rare, et quand il existe, il est peu prononcé, tandis que chez les malades atteints d'une perturbation du système pyramidal, il est bien plus commun, sans l'être toutefois autant que l'extension du gros orteil, et il est parfois très marqué. Il m'a paru surtout très développé dans les paralysies spasmodiques congénitales accompagnées d'athétose, qui consiste d'ailleurs en partie, en des mouvements d'abduction des orteils. J'ajoute à cela que chez le nouveau-né, dont le système pyramidal n'est pas encore constitué, le chatouillement de la plante du pied donne lieu généralement à une abduction des orteils en même temps qu'à une extension du gros orteil ».

« Ce fait seul qu'il peut exister à l'état normal m'empêche d'attribuer à ce phénomène l'importance fondamentale qui appartient à l'extension du gros orteil, caractéristique d'une perturbation du système pyramidal ; néanmoins, quand il est très accentué, il me paraît avoir une certaine signification ».

M. Babinski, dans un cas de paraplégie crurale, consécutive à un traumatisme ayant motivé une expertise médico-légale et n'ayant pas donné de signe objectif classique d'affection organique, sur le seul fait de l'abduction des orteils a pu réfuter le diagnostic d'hystérie posé par les experts.

Le signe de l'éventail. — A côté de l'abduction réflexe provoquée par l'excitation de la plante du pied, M. Babinski a décrit l'abduction associée des orteils (1).

Le sujet étant couché sur le dos, les bras croisés sur la poitrine, on lui commande d'exécuter des mouvements alternatifs de flexion et d'extension du tronc sur le bassin comme pour la recherche du « mouvement combiné de flexion du tronc et de la cuisse ». Pendant cette manœuvre on peut voir, dans l'hémiplégie organique par exemple, les orteils s'écarter les uns des autres. M. Dupré a proposé de donner à ce signe, qu'il soit, du reste, d'origine réflexe ou qu'il ne soit que la manifestation d'un mouvement associé, le nom de signe de l'éventail. Peut-être est-il préférable de garder cette dénomination au seul mouvement associé.

---

(1) Babinski. De l'abduction des orteils (Signe de l'éventail). *Société de neurologie*, 3 déc. 1903.

Babinski a noté le signe de l'éventail plus fréquemment dans l'hémiplégie infantile que dans celle de l'adulte ; et, à propos d'un cas de spasme fonctionnel du membre supérieur droit, qui se manifestait en particulier par une crampe des écrivains, le même auteur pense que le spasme fonctionnel peut être sous la dépendance d'une perturbation du système pyramidal, lorsqu'on observe, comme dans le cas ci-dessus, le signe de l'éventail, ou d'autres signes comme le mouvement de flexion combinée de la cuisse et du tronc, qui existait aussi chez la même malade.

Cependant, Crocq dans son travail sur l'*Etude de la réflectivité dans l'hystérie*, mentionne le signe de l'éventail dans 5 cas de paralysies et contractures sur 26 malades observés (1), Chadzynski a cité un cas d'hémiplégie hystérique avec signe de l'éventail (2).

Le réflexe adducteur du pied. — Marinesco, dans son mémoire sur le réflexe des orteils (3) signale l'adduction réflexe du pied par excitation de son bord interne. Hirschberg a donné une étude détaillée de

---

(1) Crocq. *Loco citato.*

(2) Chadzynski. Des réflexes tendineux et cutanés et de leur dissociation (antagonisme dans les maladies du système nerveux). Thèse de Paris, 1902.

(3) Marinesco. *Loco citato.*

ce réflexe (1). Si l'on frotte avec l'ongle le bordin terne du pied, dans le voisinage du gros orteil, il se produit un mouvement plus ou moins accusé d'adduction de tout le pied. Quand l'état spasmodique est très prononcé, il se produit, en même temps que l'adduction du pied, un mouvement d'adduction de la cuisse.

Hirschberg et Rose ont recherché ce signe chez 52 malades observés dans le service du professeur Raymond, à la Salpêtrière. Tandis que le signe de Babinski était positif 38 fois, l'adduction du pied s'observait 34 fois (2); dans 8 cas le réflexe adducteur était nettement positif, alors que le phénomène des orteils n'existait pas ou était peu net. Il s'agissait de malades contracturés : 12 scléroses en plaque, 3 scléroses latérales amyotrophiques, 1 sclérose combinée, 15 hémiplégies anciennes, 10 hémiplégies infantiles, 9 paraplégies spasmodiques, 1 pachyméningite cervicale, 1 quadriplégie spasmodique.

Le réflexe plantaire contra-latéral. — Dans un travail publié en 1899, MM. C. Parhon et M. Goldstein insistèrent les premiers sur le réflexe plantaire contra-latéral (3).

---

(1) Hirschberg. Note sur un réflexe adducteur du pied. *Revue neurologique*, n° 15 1903.

(2) Hirschberg et Rose. Contribution à l'étude du réflexe adducteur du pied. *Société de neurologie*, 7 janvier 1904.

(3) C. Parhon et Goldstein. Sur quelques troubles vaso-moteurs dans l'hémiplégie. *Roumanie médicale*, 1899, n° 3.

D'autres cliniciens avaient déjà fait des constatations analogues à celles de ces derniers auteurs chez leurs malades hémiplégiques ou paraplégiques, mais sans y avoir insisté particulièrement.

Frankel, (1) à l'examen d'un paraplégique notait, à l'excitation de la plante du pied droit ou gauche, un mouvement de flexion dorsale tant du pied dont on excitait la plante que de celui du côté opposé

Ganault avait déjà observé des réactions plantaires contra-latérales. « Chez un hémiplégique droit, chez lequel le réflexe des orteils se faisait en extension à droite et en flexion à gauche, lorsqu'on excitait la plante du pied gauche, les orteils droits se fléchissaient ». Chez un autre hémiplégique, paralysé du côté gauche, et ataxique, Ganault avait encore remarqué que « chaque fois qu'on excite la plante du pied droit, les orteils se fléchissent et le tenseur du fascia lata droit se contracte, mais en même temps les orteils gauches se fléchissent également ». Chez un troisième malade, hémiplégique droit, Ganault fit des constatations analogues à celles qu'il avait faites pour le premier cas que nous rapportons.

Sur un total de soixante cas, Ganault n'a observé de réflexe plantaire contra-latéral que trois fois, l'au-

---

(1) Cité d'après Parhon et Goldstein. Sur le réflexe contra-latéral. *Journal de neurologie.* Bruxelles, 1902, n° 8.

teur a enregistré ce phénomène, sans y attacher, sans doute, une importance telle qu'il l'ait recherché, systématiquement, chez tous ses malades.

Glorieux (1), dans un cas d'hémiplégie gauche ancienne avec contracture, remarquait à l'excitation de la plante du pied droit, la flexion des orteils du côté droit et du côté gauche.

Ce fut à propos d'une malade atteinte d'hémiplégie droite, et qui présentait, lorsqu'on excitait la plante du pied gauche, un mouvement brusque de flexion dorsale du pied, d'extension des orteils et la flexion des orteils du côté gauche, que Parhon et Goldstein eurent l'idée d'examiner les réflexes plantaires chez cinquante hémiplégiques de l'hôpital Pantélimon à Bucarest (2). Chez vingt-deux malades, outre la réation homo-latérale, ils observèrent, en excitant la plante du pied normal, un mouvement de flexion des orteils du côté malade. Dans cinq cas, ils notèrent la flexion des orteils du côté normal après excitation de la plante du côté malade. Ils proposèrent alors, pour le phénomène qu'ils avaient constaté, « le nom de réflexe contra-latéral plantaire, à l'exemple de Pierre Marie, qui a désigné sous le nom de réflexe contra-latéral des adduc-

(1) Glorieux. Le phénomène des orteils ou réflexe de Babinski. *Annales de la Société belge de Neurologie*, 1898, p. 173.
(2) Parhon et Goldstein. *Loco citato.*

teurs, le mouvement d'adduction de la cuisse déterminé par la percussion du tendon rotulien du côté opposé ».

Sano, a rapporté, à son tour, deux observations détaillées d'hémiplégiques qui présentaient le réflexe plantaire contra-latéral (1). Dans un premier cas (hémiplégie gauche) on trouvait, à l'excitation du pied malade, un réflexe d'extension dans le pied normal ; l'excitation du pied normal n'était suivie d'aucune réaction de la part du pied malade. Dans un deuxième cas (hémiplégie droite), l'excitation du pied normal amenait une réaction normale du membre et la flexion des orteils du pied malade, y compris le gros orteil. Sano insiste sur le fait qu'il n'a pas observé de réflexe normal dans le membre sain, après excitation du membre paralysé, mais un réflexe pathologique, contrairement aux cinq observations de Parhon et Goldstein.

A la suite de la communication de ce mémoire à la Société belge de neurologie et de la discussion qui s'en suivit au sujet du mécanisme de ce réflexe, Parhon et Goldstein reprirent la question (2). Ils en firent l'objet d'une minutieuse étude, qui complète leurs

(1) Sano. Contribution à l'étude du réflexe cutané du pied. *Journal de neurologie*, 20 octobre 1901, n° 21.

(2) Parhon et Goldstein. Sur le réflexe plantaire contra-latéral. *Journal de Neurologie*, 1902, n° 8.

premières recherches. Leurs observations portèrent sur treize hémiplégiques et treize paraplégiques. Parmi les premiers, six, dont cinq paralysés du côté droit, présentaient un réflexe contra-latéral de flexion à l'excitation de la plante du pied malade. Le résultat de l'examen des paraplégiques fut plus complexe ; les auteurs constatèrent une fois un réflexe contra-latéral d'extension, alors qu'on provoquait le signe de Babinski du côté excité ; une fois un réflexe contra-latéral d'extension, avec extension des orteils du côté excité ; une fois un réflexe contra-latéral d'extension avec flexion des orteils du côté excité, une fois un réflexe contra-latéral d'adduction du gros orteil avec extension des orteils du côté excité. Il s'agissait de quatre cas de paraplégie spasmodique. Il n'y eut pas de réflexe plantaire contra-latéral dans les neuf autres cas. Recherché chez 42 personnes normales ou malades, ne souffrant pas de maladie nerveuse, les auteurs n'ont pas trouvé ce réflexe. Voici, du reste, le résumé du travail de MM. Parhon et Goldstein :

« En résumé, nous pouvons dire dès maintenant qu'il existe deux types du réflexe plantaire contra-latéral : le type en flexion et le type en extension. Le premier se produit, en général, quand le réflexe se fait de la même manière du côté correspondant à l'excitation ; au contraire, quand de ce côté le réflexe se fait en extension, le réflexe contra-latéral se fait aussi en extension. Nous ne pouvons pas dire s'il existe ou non des cas où le réflexe contra-latéral se produit avec des caractères opposés à celui du côté de l'excitation. Ce réflexe ne se rencontre pas à l'état normal chez l'homme adulte, il parait au contraire exister chez le nouveau-né. On le trouve assez fréquemment dans les cas de paraplégie et surtout d'hémiplégie organique Il paraît indiquer une altération de la voie pyramidale et acquérir ainsi une valeur aussi grande pour le diagnostic que le signe de Babinski ».

A l'occasion d'une présentation de malade MM. Klippel et M.P. Weill (1) entreprirent également un travail sur ce même sujet.

Dans un mémoire, qui complète celui de Parhon et Goldstein, à côté des faits signalés et analysés par ces derniers auteurs, on trouve des faits nouveaux, dont l'interprétation, qu'en ont faite MM. Klippel et Weill, est d'un appoint au diagnostic des lésions pyramidales (2).

« Chez un certain nombre de sujets indemnes d'af-

---

(1) Klippel, M.-P. Weill et Serguееf. Réflexe contra-latéral plantaire hétérogène. *Société de Neurologie*, 2 juillet 1908.

(2) Klippel et M.-P. Weill Les réflexes contra-latéraux. Le réflexe plantaire contra-latéral homogène et hétérogène. *Nouvelle iconographie de la Salpêtrière*, 1908, p. 270.

fection avérée du système nerveux, l'excitation de la plante du pied provoque des mouvements de flexion des orteils des deux pieds, mouvements réflexes, et non de défense. Or ces sujets sont esque tous des tuberculeux avancés, c'est-à-dire des individus à réflectivité exagérée ; chez eux s'applique donc, comme chez les grenouilles, dont l'excitabilité a été exagérée par la décapitation, la loi de l'irradiation des réflexes de Pflüger.

« Chez les hémiplégiques, l'excitation de la plante du côté paralysé provoque, en général, l'extension du gros orteil du côté malade, et ne suscite aucun mouvement des orteils du côté sain. L'excitation de la plante du côté sain au contraire provoque les mouvements bilatéraux de flexion des orteils mettant ainsi en évidence le réflexe plantaire contra-latéral hétérogène ou dissemblable. Ce n'est, en somme, qu'un cas particulier du réflexe plantaire contra-latéral de flexion étudié ci-dessus ; on sait en effet que chez les hémiplégiques l'excitabilité est exagérée du côté sain.

« Chez un paraplégique, l'excitation de la plante du pied du côté gauche très paralysé, ne provoque aucun mouvement contra-latéral, celle du côté droit, très peu lésé, provoque des flexions de l'orteil gauche qui tout à l'heure s'étendait. Ce paraplégique, en somme, peut être considéré au point de vue moteur comme un hémiplégique du côté gauche : sa réflectivité est régie par les mêmes lois qu'eux.

« Chez un autre paraplégique, au contraire, l'excitation du pied du côté le moins atteint, qui pourtant peut être à peine soulevé au-dessus du plan du lit, provoque un mouvement contra-latéral d'extension, avec extension également du pied sur la jambe (dissociation du réflexe pathologique ordinaire), tandis que que l'excitation de la plante du pied du côté le plus atteint ne provoque aucun réflexe contra-latéral.

Il résulterait donc que l'on puisse avancer que l'exagération légère de l'excitabilité d'un faisceau pyramidal provoque le réflexe plantaire contra-latéral, dont le réflexe plantaire hétérogène n'est qu'une modalité clinique ; que l'exagération plus marquée de l'excitabilité de ce faisceau provoque le réflexe plantaire contra-latéral d'extension (rare), que la dégénérescence profonde d'un faisceau pyramidal s'oppose à la production de tout réflexe contra-latéral plantaire.

L'étude des réflexes contra-latéraux permettrait donc de dire quel est le degré d'altération d'un faisceau pyramidal ».

Le réflexe contra-latéral a fait encore le sujet d'autres études :

Byron Bramwell, d'Edimbourg (1), note également l'extension du gros orteil du côté paralysé, par excitation du côté sain, et de même la flexion.

Fairbanks (2) et Léonard Kidel enfin ont noté des réflexes contra-latéraux rares, consistant dans l'absence de réaction par l'excitation du pied paralysé, avec réaction dans ce même pied par excitation de la plante du côté sain.

Pierre Marie et Léri (3) n'ont pas trouvé le réflexe contra-latéral aussi fréquent que l'ont mentionné ces divers auteurs.

De même Stroehlin (4), qui ne l'a trouvé positif que dans un cas de contracture sur 22 cas d'hémiplégie.

Nous-même avons constaté la rareté de ce symptôme.

Le réflexe des raccourcisseurs. — MM. Pierre Marie et Foix (5) ont décrit un phénomène qui consiste essentiellement dans le retrait de membre inférieur, consécutivement à la flexion forcée des orteils ou à la pression transversale du pied. Ce réflexe n'existe pas chez

---

(1) Byron-Bramwell. *Review of Neurology and Psychiatry*, vol. IX, n° 2, p. 49-53, février 1911.

(2) Fairbanks. *Review of Neurology and Psychiatry* vol. IX, n° 5, p. 225-240, mai 1911.

(3) Pierre Marie et A. Léri. Séméiologie nerveuse. *Nouveau traité de médecine et de thérapeutique*, p. 314.

(4) Stroehlin. Les syncinésies. Thèse Paris, 1911.

(5) Pierre Marie et Foix. Sur le retrait réflexe du membre inférieur provoqué par la flexion forcée des orteils. *Société de neurologie* 7 juillet 1910. — Les phénomènes d'automatisme médullaire. *Revue neurologique*, 31 mai 1912, n° 10.

l'homme normal ; il est d'ordre pathologique et s'observe plus spécialement dans les affections du faisceau pyramidal.

Pour le mettre en évidence, il faut prendre à pleine main l'ensemble des orteils et les porter progressivement en flexion forcée sur le métatarse, mais sans exagérer le mouvement, ce qui risquerait de provoquer, non plus un réflexe, mais un mouvement de défense, qu'il est aisé, du reste de distinguer. Le *réflexe des raccourcisseurs* comprend la flexion de la cuisse sur le bassin, la flexion de la jambe sur la cuisse, la flexion du pied sur la jambe avec adduction et rotation interne du pied par contraction du muscle jambier antérieur, que l'on peut voir se dessiner comme une corde au niveau du cou-de-pied.

La pression transversale provoque une réaction analogue, moins sensible cependant.

Le *réflexe des raccourcisseurs* est un signe précoce de lésion pyramidale ; il apparaît dans les mêmes conditions que le signe de Babinski. A peu près constant dans les paraplégies organiques, la sclérose en plaques, la paraplégie du mal de Pott ou du cancer vertébral, les paraplégies syphilitiques du type d'Erb, la paraplégie spastique familiale, dans l'hémiplégie constituée enfin. Le retrait réflexe des membres inférieurs est surtout un signe de contracture.

Ce symptôme était déjà connu avant la description de Pierre Marie et Foix, mais il n'avait jamais fait l'objet de recherches particulières. Ce phénomène avait été déjà signalé par d'autres auteurs, Charcot, Duchenne de Boulogne, Bechterew, le professeur Pierre Delbet. M. Claude (1) quelques mois avant la communication de MM. Pierre Marie et Foix, avait attiré l'attention sur certains phénomènes d'hyperkinésie réflexe observés chez les hémiplégiques et leur valeur pronostique. M. Claude a montré qu'un membre absolument paralysé dans tous ses mouvements peut, dans certains cas, être encore capable de se contracter lorsqu'on exerce sur lui certaines excitations cutanées ou musculo-articulaires.

Dans trois cas d'hémiplégies de cause cérébrale, le membre supérieur, totalement indifférent à toutes les sollicitations volontaires, présentait un mouvement de flexion lorsqu'on lui imprimait un mouvement de pronation ou de supination forcée. Au membre inférieur un mouvement analogue se produisait si l'on lançait dans le membre un courant ou si l'on excitait la peau de la région externe de la cuisse en la pinçant.

Dans les cas où le mouvement automatique de retrait du membre s'était produit, laguérison de l'hémiplégie fut rapidement effectuée. M. Claude en con-

(1) Claude. Sur certains phénomènes d'hyperkinésie réflexe observés chez les hémiplégiques; leur valeur pronostique. *Encéphale*, mars 1910, n° 3.

clut que le phénomène de l'« hyperkinésie réflexe » est d'un heureux pronostic et autorise à supposer que l'hémiplégie a pour cause un trouble circulatoire (anémie, hyperhémie, œdème), plus qu'une lésion destructive.

Nous signalerons encore, dans le même ordre de symptômes, le phénomène de Remak, qui consiste en ce fait que si l'on vient à pincer la peau de la cuisse, on obtient une flexion des orteils, avec flexion de la jambe sur la cuisse (1).

Le réflexe contra-latéral des adducteurs. — « Le phénomène consiste en ceci que, lorsqu'on percute le tendon rotulien d'un côté, on voit chez certains individus présentant une réflectivité exagérée, se produire une contraction plus ou moins énergique de la masse des adducteurs du membre inférieur opposé à celui sur lequel a été exécutée la percussion ». (Pierre Marie et André Léri). La contraction réflexe se traduit par un mouvement de rotation en-dedans du pied opposé au tendon rotulien percuté.

Thüe et Strumpell (2) ont montré les premiers l'existence de ce réflexe. Pierre Marie en a fait l'étude (3).

---

(1) Remak. *Neurol., centralbl.*, 1893 n° 15, p. 506.

(2) Thue. Tillfälde of tumor thalamici optici et capsulae internae. *Med. Hemianästhesie, Mag. f. Lägewidensk*, 1888, p. 567. — Strumpell. Ueber primäre acüte encephalitis. *Deutsches arch. f. Klinische med.* Leipzig, Bd. 47, p. 58.

(3) Pierre Marie. *Société médicale des hôpitaux*, 13 avril 1894.

Ganault l'a reprise dans sa thèse; il a constaté le réflexe contra-latéral des adducteurs 24 heures après le début de l'affection, dans les hémiplégies récentes. Dans les hémiplégies anciennes il existe dans 57 p. 100 des cas. Dans 70 p. 100 des cas il se manifeste par la percussion du tendon rotulien du côté sain; dans 20 p. 100 des cas par l'excitation du tendon du côté paralysé, dans 10 p. 100 il est bilatéral.

L'auteur, au nombre de ses conclusions, admet que la prédominance de la contraction des adducteurs du côté paralysé peut constituer un bon signe de présomption pour le diagnostic du côté de l'hémiplégie.

On peut aussi bien déterminer le réflexe contra-latéral des adducteurs par la percussion du condyle interne du fémur ou du tibia (Valobra et Bertolloti) (1).

Ajoutons que le réflexe contra-latéral des adducteurs existe chez 70 p. 100 des personnes normales pour Jouault, 20 à 30 p. 100 pour Hinsdale et John Madison.

Le phénomène du jambier antérieur. — Strümpell a signalé ce signe :

« Si l'on commande à un hémiplégique banal, placé dans le décubitus dorsal, les membres étendus, de fléchir la jambe sur la cuisse du côté hémiplégique, on voit se produire, en même temps que le mouve-

(1) Valobra et Bertolotti. *Journal de l'Académie royale de Turin*, 1904, nos 11-12, p. 680, 689.

ment commandé, du même côté, un mouvement associé involontaire consistant dans l'élévation du bord externe du pied et la rotation en dedans de la plante du pied. Ce mouvement est dû à une contraction du muscle jambier antérieur (tibialis anticus) dont on voit quelquefois le tendon saillir sous la peau au même moment.

Pour produire ce phénomène, il est utile de provoquer un effort de la part du malade dans le mouvement qu'on lui commande, et dans ce but, on doit s'opposer, dans une certaine mesure, à la flexion de la jambe sur la cuisse et en pressant légèrement de l'autre main la face dorsale du pied. Il est nécessaire enfin, pour produire ce phénomène, que l'hémiplégie soit incomplète, qu'il subsiste dans les muscles quelque activité fonctionnelle. »

Strümpell. Pierre Marie ont bien montré les rapports de ce phénomène avec les lésions pyramidales qui s'accompagnent de spasticité et de contracture. (1).

Les phénomènes de l'opposition complémentaire. Hoover a dénommé « phénomène d'opposition complémentaire », un symptôme qui consiste en ce fait que si l'on demande à un sujet sain étendu d'élever une jambe, l'autre jambe s'appuie fortement sur le

(1) Strumpell. *Deutsche Zeitsch. f. Nervenheilk*, 1901. — Pierre Marie et Crouzon. *Société de neurologie*, 2 juillet 1903.

plan du lit. Le phénomène est plus manifeste encore si, en même temps que l'on commande le mouvement au malade, on cherche à s'y opposer.

Hoover, (1) Zenner (2) ont étudié ces phénomènes d'opposition complémentaire dans les hémiplégies. Lhermitte (3) en a repris l'étude.

Au cas d'hémiplégie flasque, le phénomène s'accuse du côté sain, alors que le malade essaie de soulever sa jambe paralysée ; il est d'autant plus fort que le membre parésié ou paralysé a besoin d'une stabilisation plus forte du bassin pour tenter de se mobiliser. Par contre, le phénomène de l'opposition complémentaire est absolument négatif du côté paralysé.

Si l'hémiplégie s'accompagne de contracture, l'opposition complémentaire est manifeste des deux côtés.

Dans l'hémiplégie du pithiatisme, au contraire, le phénomène de la contre-pression du côté sain fait absolument défaut lorsqu'on commande au sujet d'élever la jambe paralysée ; l'opposition se fait, en général, énergiquement du côté paralysé (Lhermitte).

Le signe de Grasset et Gaussel. — La flexion combi-

(1) Hoover. A new sign for the detection of malingering and functional paresis of the lower extremities. *Jour. of the americ. med. association*, 29 août 1908.

(2) Zenner. A new sign for the detection of malingering and functional paresis of the lower extremities. *Jour. of the amer. med. association*, 17 octobre 1908.

(3) Lhermitte. De la valeur des phénomènes de l'opposition complémentaire. *Semaine médicale*, 25 novembre 1908.

née de la cuisse et du tronc. — Grasset et Gaussel (1) puis Bychowski (2) ont décrit un signe intéressant de paralysie organique du membre inférieur, qui consiste dans la possibilité de soulever isolément le membre paralysé avec impossibilité de soulever simultanément les deux membres inférieurs.

Ce signe est le phénomène inverse de ce qu'ont décrit à la main Pitres et Camus, l'augmentation de la force de serrement dans la main paralysée, quand on demande au malade de serrer la main saine en même temps.

Le signe de Grasset et Gaussel est un indice de stabilisation du bassin dans les mouvements de flexion de la cuisse sur le tronc. Si l'on prend soin, en effet, de fixer les crêtes iliaques, en appuyant fortement avec les mains contre le plan du lit, on peut obtenir l'élévation simultanée des deux jambes chez l'hémiplégique.

Ce phénomène, qui s'observe dans les paraplégies et dans les hémiplégies flasques ou avec contracture, peut être rapproché du phénomène de la *flexion com-*

---

(1) J. Grasset et A. Gaussel. Un signe de paralysie organique du membre inférieur. Possibilité de soulever isolément le membre paralysé avec impossibilité de soulever simultanément les deux membres inférieurs. *Revue Neurologique*, 15 septembre 1905, n° 17.

(2) Bychowski. *Zur Phenomenologie der centralen hemiplegie. Neurol. centralb.* 15 février 1907.

binée de la cuisse et du tronc décrit par Babinski (1).

Lorsqu'on fait asseoir sur son séant un hémiplégique, la cuisse du côté paralysé présente un mouvement de flexion sur le bassin, et le talon se détache du sol, tandis que du côté opposé, le membre inférieur reste immobile. Babinski a étudié ce phénomène, sous le nom d'asynergie musculaire.

Grasset et Calmette, qui ont repris cette étude, ont trouvé ce signe soit chez des hommes débiles, âgés, soit chez des malades affaiblis par des maladies chroniques (comme la tuberculose, le diabète) ou aiguës comme la fièvre typhoïde (2).

Noïca et Paulian ont attiré l'attention sur un signe qui coïncide toujours avec ces signes précédents ; la flexion du genou (3), quand on demande à un hémiplégique, dont la paralysie est flasque, de soulever sa jambe malade. Ce symptôme disparaît petit à petit au fur et à mesure que la force renaît dans les extenseurs.

---

(1) Babinski. De quelques mouvements associés du membre inférieur paralysé dans l'hémiplégie organique. *Société médicale des hôpitaux*, 30 juillet 1887. — De l'asynergie cérébelleuse. *Revue Neurologique*, 30 novembre 1899, n° 22.

(2) Grasset et Calmette. De la flexion du tronc dans le décubitus dorsal (acte de se mettre sur son séant). *Société de neurologie de Paris*, 5 décembre 1901.

(3) Noïca et Paulian. Un signe organique : la flexion du genou. *Revue Neurologique*, 15 mars 1913, n° 5.

Le signe de Néri. — Néri a montré, par ses recherches sur les hémiplégiques, que, dès les premiers temps de la paralysie, il y avait une ébauche d'hypertonie des muscles fléchisseurs de la jambe (1).

Si l'on soulève passivement et alternativement les jambes d'un hémiplégique comme pour la recherche du signe de Lasègue, on observe du côte sain un angle de 70 ou 75 degrés, tandis que du côté malade on n'obtient qu'un écart de 40 à 50 degrés. Chez l'hémiplégique ancien il est plus aisé de mettre le signe en évidence de la manière que voici : le malade étant debout, on lui fait fléchir le tronc sur le bassin en lui recommandant de tenir les jambes droites ; on observe une flexion de la jambe du côté paralysé, tandis que la jambe saine reste droite. Cette flexion est due à l'hypertonie des fléchisseurs.

Abduction, adduction, flexion et extension syncinétiques. — Raïmiste, d'Odessa, a décrit deux signes intéressants d'hémiplégie organique du membre inférieur, l'adduction et l'abduction associées (2).

« *a*) Le malade étant couché sur le dos, les bras croisés sur la poitrine, écarte les jambes jusqu'aux

(1) Néri. Sur un nouveau signe d'hémiplégie organique. *Société de neurologie*, 2 décembre 1909.

(2) Raïmiste. Deux signes d'hémiplégie organique du membre inférieur. *Revue Neurologique*, 15 février 1909.

bords du lit ; il est invité alors à ramener son membre inférieur sain, sans l'élever, à côté de celui qui est paralysé. En même temps, l'observateur cherche à empêcher ce mouvement ; il se place pour cela du côté sain du malade ; il applique une main sur la partie moyenne de la surface interne de la cuisse saine et, de l'autre main, il saisit la partie moyenne de la surface interne de la jambe correspondante. Le malade qui veut exécuter le commandement et ne peut se servir de son membre inférieur sain, retenu par l'observateur, ramène son membre inférieur paralysé à côté de celui qui est sain.

b) Le malade, couché sur le dos, avec ses deux jambes rapprochées l'une de l'autre, est prié d'écarter son membre inférieur sain. Comme dans le cas précédent, l'observateur s'oppose à ce mouvement en retenant des deux mains la cuisse et la jambe du côté sain. Si la force empêchante est suffisante, le membre inférieur sain reste immobile et c'est le membre inférieur paralysé qui s'écarte. »

Ces phénomènes n'existent pas chez l'homme normal ; on ne note, en en faisant la recherche, qu'une simple contraction des muscles adducteurs ou abducteurs. Ils apparaissent en cas de lésion du faisceau pyramidal. L'abduction et l'adduction syncinétiques se montrent, en général, dans l'hémiplégie après l'apparition du signe de Babinski. Dans un cas de Raïmiste le malade ne pouvait faire aucun mouvement de la jambe malade pendant les quatre premiers jours qui suivirent l'ictus. Au cinquième jour, les mouvements volontaires reparurent quoique très faibles; ils augmentèrent d'intensité les jours suivants, en même temps que la force musculaire s'accroissait. Dans un autre cas du même auteur, on notait, dès le deuxième jour, le signe de Babinski du côté de l'hémiplégie; deux jours après, se montraient les phénomènes d'abduction et d'adduction syncinétiques. Dans un autre cas de Raïmiste ces deux symptômes existaient du côté droit chez un malade le jour de son entrée à l'hôpital, (10 jours après l'ictus), et ce ne fut que 6 jours après qu'on notait le signe de Babinski.

Raïmiste, dans 18 cas d'hémiparésie organique, a constaté 6 fois le rapprochement complet brusque et sans arrêt du membre inférieur malade au membre inférieur sain; 5 fois la jambe paralysée ne parcourait que les 3/4 du chemin; 7 fois elle faisait un peu plus de la moitié du chemin, en deux ou trois étapes, et d'une façon telle que chaque nouvel effort pour mettre en mouvement le membre inférieur sain provoquait un rapprochement nouveau du membre inférieur malade.

Romagna-Manoïa, sur 20 cas qu'il a étudiés, a trouvé

l'adduction associée 19 fois positive, l'abduction associée 12 fois positive (1).

Stroehlin, sur 22 hémiplégiques qu'il a observés, n'a pu trouver l'adduction et l'abduction syncinétiques dans un cas qui s'accompagnait de contracture très prononcée (2). Ces symptômes étaient positifs ou ébauchés dans les 21 autres cas : 14 hémiplégies anciennes avec contracture et 7 hémiplégies flasques, qui offraient déja des signes de spasticité.

Dans un cas que nous avons observé dès le deuxième jour de l'hémiplégie, nous avons constaté l'abolition du réflexe plantaire, l'impotence musculaire presque totale, en même temps que la présence normale du réflexe rotulien. Le troisième jour, le signe de Babinski apparaissait, et le quatrième jour, en même temps qu'une exaltation des réflexes rotuliens, se montraient ébauchées l'adduction et l'abduction syncinétiques.

Raïmiste (3) est revenu, plus récemment, sur certains mouvements associés du membre inférieur dans l'hémiplégie organique, montrant les mouvements combinés d'adduction et de flexion syncinétiques,

---

(1) Romagna-Manoïa. Sur deux signes d'hémiplégie organique du membre inférieur. *Encéphale*, 10 septembre 1909.

(2) Stroehlin. *Loco citato.*

(3) Raïmiste. Sur les mouvements associés du membre inférieur malade chez les hémiplégiques organiques. *Revue neurologique*, 30 janvier 1911.

phénomènes déjà entrevus par Cacciapuoti, et qui sont aussi fréquents que l'adduction et l'abduction associées (1).

Streohlin, enfin, a décrit la flexion et l'extension syncinétiques plus rares (flexion cinq fois, extension douze fois positives ou ébauchées sur vingt-deux cas).

Le « phénomène de la main ». — Décrit par Raïmiste, le « phénomène de la main », est des plus intéressants au point de vue qui nous occupe.

Le travail de M Raïmiste démontre que, dès les heures premières de l'hémiplégie flasque typique, il existe déjà une ébauche d'hypertonie des fléchisseurs; c'est tout au moins la théorie pathogénique qu'invoque cet auteur, pour expliquer ce signe de l'hémiplégie organique.

Voici en quoi consiste le phénomène de Raïmiste : le membre supérieur du sujet étant placé en pronation, le droit par exemple, l'observateur saisit la face palmaire de l'avant-bras avec la paume de sa main gauche tandis que les doigts de sa main droite soutiennent la face palmaire de la main à examiner. Ceci fait, il ramène l'avant-bras et la main du patient en position verticale de façon que le coude appuie sur la table sous-jacente, la main étant toujours soutenue,

---

(1) Cacciapuoti. Nuovi segni di paralisi organica dell'arto inferiore. *Annali di Nevrologia*. 1910 n° 1. — *Revue neurologique* 15 avril 1911.

afin de former avec l'avant-bras correspondant un même plan; détournant alors l'attention du sujet, l'observateur soustrait sa main droite en la glissant doucement sur la main et l'avant-bras examinés.

Chez 100 sujets normaux (75 adultes et 25 enfants), M. Raïmiste a remarqué que la main privée de son soutien gardait sa position verticale (1). Chez 50 hémiplégiques récents, il a observé une chute brusque de la main.

Il y a certaines précautions à prendre pour la recherche du signe de Raïmiste : « En recherchant cette chute de la main, il faut seulement soutenir légèrement l'avant-bras examiné parce que dans le cas contraire la pression forte que produit notre paume de la main sur les fléchisseurs de l'avant-bras examiné suffit par elle-même pour provoquer la chute de la main examinée ; de même en pressant de nos doigts embrassant la face dorsale de l'avant-bras les extenseurs de la main, nous les empêchons de se dilater et entravons par là même l'apparition du phénomène de la main dans le cas où il existe ».

Le phénomène de la main peut être trouvé immédiatement après l'ictus (Raïmiste l'a noté une fois dix minutes et trois fois trente minutes après l'ictus).

(1) Raïmiste. Syndrome de la paralysie centrale organique du membre supérieur. *Revue Neurologique*, 30 novembre 1909.

On peut l'observer même lorsque le malade est plongé dans le coma ; on ne l'obtient pas du côté opposé à celui qui sera paralysé. Sur le cadavre, on ne retrouve pas le phénomène de la main ; il est négatif pendant la narcose chloroformique.

Raïmiste en conclut qu'il s'agit là de phénomènes mécaniques et que s'il y a chute de la main c'est que le tonus des fléchisseurs de la main de l'hémiplégique surpasse à un certain degré celui des muscles extenseurs.

Le « phénomène de la main » n'a pas été observé par Raïmiste dans 4 cas d'hémiplégie de nature hystérique.

Le « phénomène des interosseux » de la main. — M. Souques a décrit ce phénomène chez les hémiplégiques contracturés (1).

« Il consiste dans ce fait que, si on commande au malade de lever le bras paralysé, on voit du même côté, en même temps que le mouvement commandé s'exécute, les doigts de la main s'étendre et s'écarter involontairement. Ils reprennent lentement leur attitude primitive, au fur et à mesure que le malade laisse retomber son bras. L'extension porte essentiel-

---

(1) Souques. Sur le phénomène des interosseux de la main ou phénomène des doigts dans l'hémiplégie organique. *Société médicale des hôpitaux*, 28 juin 1907.

lement sur les deux premières phalanges, et l'abduction des doigts rappelle parfois le déploiement d'un éventail.

Pour que le phénomène se produise, il est nécessaire que la paralysie du membre supérieur soit incomplète, c'est-à-dire que le bras ne soit pas complètement paralysé et que son élévation puisse se rapprocher de l'horizontale, ou mieux l'atteindre et la dépasser ».

M. Souques a trouvé ce phénomène d'extension et d'écartement des doigts dix-neuf fois sur vingt-sept hémiplégiques pris au hasard. Dans les cas où il faisait défaut, la paralysie était complète et l'état de la contracture ne permettait pas une élévation du bras suffisante. Chez trois autres malades, M. Souques a observé le phénomène inverse, c'est-à-dire que les doigts se rapprochaient et se fléchissaient vers la paume. L'auteur rapproche ce phénomène, produit par la contraction des interosseux, du signe de Strümpell.

Le « phénomène des doigts » de Gordon. — Gordon, de Philadelphie, a décrit le phénomène qui consiste dans ce fait (1).

On soulève l'avant-bras du membre paralysé, et la main de l'opérateur embrasse le poignet du malade,

(1) Gordon. *Journal of the american medical association*, novembre 1911. — *Revue Neurologique*, 30 octobre 1912, n° 20.

le pouce placé sur l'os pisiforme et les autres doigts sur la face dorsale du poignet. Si l'on comprime alors l'os pisiforme, on voit les doigts s'élever, se mettre en extension, et quelquefois en éventail. « Dans quelques cas seulement les deux derniers doigts s'étendent ; dans d'autres c'est le pouce, l'index et le médius, ou bien c'est le pouce et l'index ».

L'auteur a observé ce phénomène chez 55 hémiplégiques ; il ne l'a jamais observé chez les individus sains, ni chez les hystériques.

M. Souques, dans une note à la *Revue Neurologique* (1), fait remarquer que le phénomène qu'il a décrit en 1907 et le signe décrit par Gordon sont une seule et même chose ; ils ne diffèrent que par la manière dont on les provoque.

Pastine, de Gênes (2), a repris l'étude de Gordon et arrive à des conclusions diamétralement opposées à celles de l'auteur américain. Pour lui, le signe des doigts de Gordon est physiologique ; chez les hémiplégiques avec contracture, il n'a pu mettre ce signe en évidence, et dans les cas qui s'accompagnaient d'hypertonie, il était peu manifeste ; dans les cas

---

(1) Souques. Le phénomène des doigts. *Revue Neurologique*, 30 novembre 1912, n° 22.

(2) Pastine. Le phénomène de l'extension des doigts, normal et pathologique. *Revue Neurologique*, 15 mars 1913, n° 5.

d'hémiplégie flasque le phénomène était sensiblement identique du côté sain et du côté malade.

« *Le signe du pouce* ». — MM. Klippel et P. Weill, ont trouvé, chez les hémiplégiques contracturés, le signe du pouce (1). Voici comment ils le décrivent :

« Lorsque, chez un sujet normal qui a mis les doigts en demi-flexion, et qui laisse les muscles de son membre supérieur, et plus particulièrement les muscles de sa main, dans une flaccidité complète, on essaie de redresser, lentement, avec douceur, ses quatre derniers doigts, on peut voir parfois le pouce, abandonné cependant à lui-même, ébaucher, pendant ce mouvement provoqué des quatre premiers doigts, un mouvement spontané d'extension ; ce mouvement est d'ailleurs constant ; mais jamais on ne provoque ainsi un mouvement net de flexion du pouce. Si, au contraire, on fait la même manœuvre avec la main, raidie en flexion, de l'hémiplégique contracturé, on observe un mouvement de *flexion* du pouce dans la paume de la main, mouvement de flexion dont l'ampleur est plus ou moins grande, qui est parfois très étendue, toujours assez marquée. Pour rechercher ce phénomène, le médecin prendra dans ses doigts les quatre derniers

---

(1) Klippel et M.-P. Weill. De la flexion spontanée du pouce par redressement provoqué des autres doigts chez des hémiplégiques contracturés. *Société de neurologie*, 1er avril 1908.

doigts fléchis par contracture de la main de l'hémiplégique, et les redressera doucement. La flexion spontanée du pouce frappera, alors, d'autant plus vivement que, fréquemment, on est en présence d'un malade qui volontairement ne peut faire aucun mouvement ni de son pouce, ni de ses autres doigts...

On peut observer le signe du pouce par le redressement de l'index seul ; on peut l'observer très ébauché par le redressement isolé des doigts, mais il est toujours beaucoup plus marqué lorsqu'on redresse ensemble les quatre derniers doigts de la main.

Il est un point sur lequel nous voulons maintenant attirer l'attention ; le signe du pouce s'atténue et disparaît par la fatigue. Si on essaie de le provoquer plusieurs fois consécutives chez le même malade, on voit l'ampleur du mouvement spontané du pouce diminuer peu à peu, et bientôt, par le redressement des quatre derniers doigts, on ne peut plus provoquer le signe du pouce ».

MM. Klippel et M. P. Weill n'ont pu trouver le signe du pouce chez 5 hémiplégiques non contracturés ; 9 hémiplégiques avec contracture présentaient ce signe. Ils pensent qu'il peut servir encore au diagnostic différentiel entre l'hémiplégie organique et l'hémiplégie hystérique.

Pierre Marie et Léri estiment que la flexion d'une

articulation est la conséquence de l'extension forcée de l'articulation voisine dans l'hémiplégie (1). « Lorsqu'on cherche à étendre passivement les doigts du malade, on y parvient souvent plus ou moins complètement, à la condition d'agir avec lenteur; de même pour les articulations de l'avant-bras : mais assez souvent lorsqu'on cherche à étendre l'une de ces articulations on voit l'articulation voisine se fléchir plus fortement comme pour compenser par cette flexion l'extension obtenue par force ».

Les mouvements associés du membre supérieur. — Le signe de Sterling.— Les mouvements associés s'observent fréquemment au membre supérieur.

A côté du signe du pouce et du signe des interosseux que nous avons décrits séparément, parce qu'ils sont d'un intérêt tout particulier, on peut prendre dans leur ensemble les autres syncinésies, qui ont été mentionnées.

Stroehlin, dans sa thèse, a fait l'étude des mouvements associés qui suivent :

1° La fermeture énergique de la main.

2° La flexion de l'avant-bras sur le bras avec opposition à ce mouvement.

---

(1) Pierre Marie et A. Léri. Séméiologie nerveuse. Hémiplégie. *Nouveau traité Brouardel et Gilbert*, 1911, page 301.

3° L'élévation du bras jusqu'à l'horizontale, avec opposition à ce mouvement.

Tous ces phénomènes peuvent s'observer passivement du côté malade quand on demande à l'hémiplégique d'exécuter ces mouvements du côté sain ; on les met en évidence en s'opposant à l'effort musculaire.

Ces mouvements s'observent dans les hémiparésies, jamais dans les paralysies complètes; dans les hémiplégies récentes, qui témoignent d'une hypertonicité commençante et dans les hémiplégies avec contracture, à condition toutefois que la raideur ne soit pas un obstacle à la mobilisation.

Sterling, de Varsovie, a décrit un autre mouvement associé à l'adduction syncinétique du bras malade dans l'hémiplégie organique (1), tout à fait identique au signe de Raïmite.

« On laisse le malade couché sur le dos, et on met les deux membres supérieurs en abduction extrême. C'est alors qu'on engage le malade à exécuter l'adduction active avec le membre supérieur sain, et on observe comment se comporte le membre malade. On constate une faible contraction du muscle pectoral et des autres adducteurs du membre. Il arrive souvent

(1) W. STERLING. Adduction syncinétique du bras malade dans l'hémiplégie organique, 30 octobre 1912, n° 20.

qu'on ne peut pas voir cette contraction, mais qu'on peut la sentir en palpant les muscles correspondants; il se peut enfin qu'il n'y ait ni effet moteur ni tonique.

Si, par contre, nous engageons le malade à faire le plus énergiquement possible l'adduction du membre et si, en même temps, nous nous opposons à ce mouvement, le membre paralysé exécute passivement l'adduction vers le thorax. Quant au caractère de cette adduction passive, sa vitesse et son amplitude, il se présente trois possibilités : 1° Le membre, par un mouvement rapide et brusque, parcourt toute la distance qui le sépare du thorax ; ce mouvement est d'une telle amplitude que le membre malade se jette sur la région mammaire. 2° Le mouvement est plus lent et durable, continu, tout en étant aussi ample ou un peu moins ; de sorte que le membre se colle par sa face interne contre le thorax, ou bien ne l'atteint pas. 3° Dans un troisième cas, enfin, le mouvement est exécuté d'une manière discontinue, saccadée, avec des poussées correspondant plus ou moins aux efforts actifs du membre sain ».

L'auteur a recherché le phénomène dans 25 cas. Il s'agissait de parésie ; le phénomène n'apparait pas dans la paralysie complète.

Le phénomène de Sterling peut s'observer, quand on recherche le phénomène de Raïmiste.

Sterling dit que, dans certains cas, ce phénomène apparaît plus distinctement et avec une amplitude plus grande au cours de l'adduction forcée de la hanche que de celle du bras sain.

Dans deux cas d'hémiplégie hystérique observés par Sterling, le phénomène manquait.

Le « signe de l'avant bras ». — M. André Léri a décrit sous le nom de « signe de l'avant-bras», un mouvement d'ordre réflexe, positif chez l'individu à système nerveux normal et négatif au cours de certaines affections pyramidales (1).

Voici en quoi consiste ce signe physiologique: « On recommande au sujet de laisser complètement passif le membre supérieur examiné et on le soutient avec la main gauche au niveau du poignet ou de l'avant-bras. Avec la main droite, on fléchit alors ses doigts dans la main, puis sa main sur l'avant-bras : on « enroule » la main sur elle-même. On force un peu ; à ce moment on voit l'avant-bras se fléchir progressivement, comme sous l'influence d'un ressort ou d'une traction élastique. » Pour éviter de produire en même temps cette flexion de l'avant-bras en poussant involontairement le poignet, il suffit de chercher avec

---

(1) André Léri. Un phénomène réflexe du membre supérieur : Le « signe de l'avant-bras ». *Revue Neurologique*, 15 mars 1913, n° 5.

le pouce ou l'index de la main à s'opposer à ce mouvement.

« Le phénomène peut disparaître pathologiquement quand il existe une lésion organique sur l'une quelconque des longues voies réflexes qu'il emprunte, à savoir : nerfs périphériques, voie sensitive ou motrice dans la moelle cervicale au-dessus du cinquième segment, le trou cérébral et le cerveau jusqu'au niveau de la corticalité. »

Il peut, par suite, disparaître ou diminuer dans tous les cas d'hémiplégie organique cérébrale, pédonculo-protubérantielle ou bulbo-protubérantielle. Il persiste dans les paralysies fonctionnelles.

III

LES RAPPORTS DES PETITS SIGNES ET DE LA CONTRACTURE

Un premier point se dégage de l'étude des faits, c'est que, dans la généralité des cas, la flaccidité consécutive aux lésions cérébro-médullaires du faisceau pyramidal, si elle est totale, s'accompagne d'abolition des réflexes cutanés, de la suppression des réflexes rotuliens et de l'absence de mouvements associés.

Si, au contraire, la flaccidité n'est pas totale, on peut dès lors observer des signes d'irritation du faisceau moteur. Les fibres motrices impressionnées soit par une hémorragie, soit par une compression, ne donnent plus les réactions habituelles. C'est alors l'apparition du signe de Babinski, la mise en jeu des réflexes de défense, autrement dit la libération de « l'automatisme médullaire » et les modifications des réflexes rotuliens, dans le sens de la surréflectivité, le plus souvent.

Ces symptômes témoignent du fonctionnement pathologique du faisceau pyramidal, dont la formule musculaire est tout d'abord l'ébauche d'hypertonicité. Si l'irritation cesse, par exemple l'orsqu'il s'agit de troubles passagers dus à l'anémie, à la stase ou à l'œdème, comme on en peut voir dans certains groupes d'hémiplégie, ou à la suite d'une intervention pour compression cérébrale, les phénomènes s'atténuent ou disparaissent; sinon, la sclérose se manifeste et l'hypertonicité fait place bientôt à la contracture.

Nous allons reprendre, dans leur ensemble, les symptômes importants de la contracture que nous avons mentionnés déjà, et qui permettent d'en faire le diagnostic. Nous avons suffisamment insisté sur l'exagération des réflexes et le clonisme ainsi que sur le signe de Babinski, restent les réflexes de défense et les mouvements associés.

LES RÉFLEXES DE DÉFENSE

L'étude des réflexes de défense au cours des altérations pyramidales a été particulièrement faite par Pierre Marie et Ch. Foix (1), et par Babinski (2).

Dans leur mémoire sur *les réflexes d'automastisme médullaire*, M. M. Pierre Marie et Ch. Foix ont pris pour type des *réflexes de défense* le *réflexe des raccourcisseurs*. Ces réflexes, qui traduisent l'automatisme médullaire libéré, et qui, pour eux, ne sont autre chose que des mouvements automatiques de marche représentant les mouvements fonctionnels ordinaires du segment inférieur de la moelle, appartiennent aux lésions du faisceau pyramidal. Et les auteurs classent les affections spasmodiques des centres nerveux en deux catégories, suivant que les phénomènes d'automatisme médullaire sont plus ou moins accentués.

« *a*) Les lésions plus ou moins systématisées du faisceau pyramidal ; hémiplégie ; paraplégie syphilitique du type Erb, où ces phénomènes d'automatisme spinal sont modérés ;

b) Les lésions équivalant à une interruption incomplète de tout l'axe médullaire et libérant ainsi l'acti-

(1) Pierre Marie et Ch. Foix. Les réflexes d'automatisme médullaire. *Revue neurologique*, 30 mai 1812, n° 10.

(2) J. Babinski. Réflexes tendineux et réflexes osseux. *Bulletin médical*, 23 novembre 1912.

vité autonome de son segment inférieur : paraplégies par compression, certaines syringomyélies où ces phénomènes sont extrêmement marqués.

Dans la catégorie *a*, l'exagération des réflexes tendineux est plus marquée que celle des réflexes d'automatisme. Les premiers sont extrêmement forts, les seconds limités au signe de Babinski et au raccourcissement par flexion forcée des orteils.

Dans la catégorie *b*, au contraire, on observe fréquemment la gamme entière des réflexes d'automatisme médullaire, et leur exagération va de pair avec celle des réflexes tendineux.

De même, Babinski dit, dans sa quatrième leçon sur *les réflexes tendineux et osseux :*

« Dans les cas où les lésions spinales sont cantonnées dans la voie pyramidale, comme par exemple dans l'hémiplégie vulgaire, dans la paraplégie du type Erb, tandis que la surréflectivité tendineuse est toujours présente et parfois très forte, les réflexes de défense ne sont généralement que légèrement exagérés et peuvent même être normaux.

Au contraire, dans les scléroses spinales diffuses, dans les cas de compression de la moelle par tumeur, pachyméningite, mal de Pott, les réflexes de défense acquièrent souvent une grande intensité, ainsi que l'ont montré mes observations ».

Quelque considérable que puisse être l'intérêt qui s'attache à la question de l'exagération des réflexes de défense dans les affections pyramidales qui s'accompagnent de contracture, il n'en demeure pas moins un fait d'ordre secondaire.

Et, tout d'abord, les réflexes de défense sont des phénomènes qui s'observent dans les conditions normales. Il en est ainsi du réflexe du fascia lata, qui fait partie du réflexe plantaire, qui se manifeste de la manière que voici :

« 1° la flexion des orteils, provoquée par un attouchement très léger, qui constitue le réflexe plantaire normal de Babinski.

2° la contraction du tenseur du fascia lata, provoquée par une irritation un peu plus énergique, qui constitue le réflexe plantaire normal de Brissaud (1).

3° la contraction du couturier, des adducteurs, du jambier antérieur, de l'extenseur des orteils et en particulier du gros orteil (faux phénomène de Babinski) avec flexion de la cuisse sur la jambe et de la jambe sur la cuisse, qui constitue le réflexe défensif complet destiné à éloigner le pied de l'excitant » (2).

Sous l'influence de certaines causes pathologiques, le

---

(1) Brissaud. Le réflexe du fascia lata. *Gazette heb. de méd.*, mars 1896, n° 23.

(2) Crocq. Réflexe plantaire cortical et réflexe plantaire médullaire. *Journal de neurologie*, 1902, page 1076.

réflexe du fascia lata s'exagère et devient la première manifestation de *l'automatisme médullaire*. Mais il s'observe dans des conditions très différentes ; et s'il est surtout en rapport avec les manifestations spasmodiques liées aux lésions du pyramidal, on peut l'observer dans d'autres circonstances. Ainsi chez ce malade de Brissaud atteint de paraplégie flasque, avec troubles des sphincters, escharres et diminution considérable de tous les modes de la sensibilité, qui ne se manifestait plus que par la contraction du fascia lata. Par contre Dide et Chenais ont trouvé ce réflexe diminué dans des lésions pyramidales avec exagération des réflexes (1).

LES MOUVEMENTS ASSOCIÉS

Camus, élève de Pitres, a montré, dans sa thèse, que les mouvements associés sont un phénomène tardif : «... d'abord l'exagération des réflexes tendineux, puis trépidation épileptoïde et contracture secondaire, enfin production de mouvements associés. » (2)

La formule générale est à retenir, en ce sens que l'auteur a bien saisi la relation qui existe entre les mouvements associés et la contracture.

---

(1) Dide et Chenais. Sur le réflexe du fascia lata. *Revue de Neurologie*, 1902, page 274.

(2) Camus. Des mouvements involontaires provoqués dans les membres paralysés des hémiplégiques par les mouvements volontaires des muscles non paralysés. *Thèse de Bordeaux*, 1885, p. 45.

Stroehlin, qui a fait une étude sur *les syncinésies*, trouve que « les mouvements associés peuvent manquer dans les circonstances suivantes : contracture très prononcée, rendant impossibles même les mouvements passifs, flaccidité accentuée des membres. »

Curschmann, cité par Stroehlin, insiste sur ces mêmes faits, et bien d'autres. Voilà qui paraît donc admis.

Stroehlin a constaté des mouvements associés dans la plupart des cas d'hémiplégies anciennes, qui s'accompagnaient d'exagération des réflexes ; dans trois cas d'hémiparésies récentes avec troubles minimes de la motilité et légère exagération des réflexes tendineux, dans un cas d'hémiparésie gauche récente qui offrait de la spasticité avec diminution des réflexes, dans un cas enfin d'hémiplégie droite avec ébauche d'hypertocité, puisque le signe de la main de Raïmiste était positif.

Parmi les mouvements associés que l'on observe, il faut distinguer :

De toutes ces syncinésies, que nous avons étudiées, beaucoup n'ont qu'un vague rapport avec la contracture.

Les phénomènes d'opposition complémentaire, le phénomène de la flexion combinée de la cuisse et du tronc, le signe de Grasset et Gaussel, le signe de Noïca et Paulian n'ont qu'une simple signification de mécanique. Pour pouvoir exécuter certains mouvements le corps doit prendre des points d'appui ; s'il ne les trouve pas, il est obligé, pour maintenir l'équilibre, de modifier le mouvement qu'on réclame de lui. Du reste, le signe de flexion combinée de la cuisse et du tronc s'observe en dehors des lésions organiques du système pyramidal, dans les convalescences de graves maladies, dans les cachexies ; de même le signe de Grasset et Gaussel, que nous avons remarqué dans les mêmes circonstances. Le phénomène de l'opposition complémentaire est déjà net chez l'individu normal ; il l'est encore davantage chez le sujet débilité par une maladie : nous avons pu nous en rendre compte par l'examen de certains malades d'hôpital. Par contre, nous avons très souvent remarqué, chez des malades contracturés, la possibilité de soulever les deux membres simultanément.

M. Dupré (1) a attiré l'attention sur un syndrome de l'hypogénésie motrice traduisant l'insuffisance du faisceau pyramidal déterminé par des encéphalopathies de l'enfance (convulsions, hémiparésie, etc.) et qui se caractérise par l'hyperréflectivité tendineuse, l'extension ou l'abduction du gros orteil, la syncinésie, la mala-

(1) E. Dupré. *Société de neurologie*, 6 juin 1907, p. 827.

dresse des mouvements volontaires et enfin par une hypertonie diffuse qu'il dénomme paratonie. Voilà donc encore un état de débilité motrice où l'on rencontre ces mêmes mouvements que nous venons de signaler, et qui n'ont ici pas plus que là de rapport avec la contracture.

Le signe de Néri, les signes de l'adduction et de l'abduction associée de Raimiste, de l'adduction associée de Sterling, sont encore, à un degré moindre, mais toujours évident, des phénomènes de débilité motrice, en rapport avec un défaut de stabilisation. Chez l'individu normal, on constate une ébauche de ces signes ; et bien souvent il faut recommander au sujet de ne pas bouger le membre opposé à celui auquel on demande le mouvement pour atténuer une ébauche de syncinésie.

Noïca a déjà insisté sur ce point par la simple démonstration suivante :

On demande à une personne normale de se coucher sur le parquet, les membres inférieurs bien écartés ; après lui avoir placé, sous le talon de la jambe que l'on désire faire demeurer immobile, une feuille de papier ; on la prie alors de porter l'autre jambe en adduction ; pendant que nous la retenons, nous obser-

(1) Noïca. A propos de M. Raïmiste sur les mouvements associés du membre inférieur malade chez les hémiplégiques organiques. *Revue Neurologique*, 15 avril 1911, n° 7.

vons dans ce cas que le talon de l'autre jambe glisse sur la terre de dehors en dedans, c'est-à-dire se porte en adduction.

Parmi les mouvements associés qui ont été décrits, nous avons recherché plus spécialement le signe du pouce et le réflexe plantaire contra-latéral, qui paraissent mieux en rapport avec la contracture.

M. le Dr François Dainville a bien voulu nous communiquer un certain nombre d'observations d'hémiplégiques, qu'il a prises, à l'hospice de Nanterre en juillet 1908, et chez lesquels il avait recherché le signe du pouce. Il s'agissait d'hémiplégies anciennes avec contracture : neuf fois le signe du pouce fut positif, et six fois il fut négatif.

Nous avons, nous-même, recherché le signe du pouce; il était positif dans neuf cas d'hémiplégie avec contracture et négatif dans neuf autres cas : il s'agissait, chez la plupart de ces derniers malades, de vieux hémiplégiques, qui présentaient souvent une raideur invincible des membres.

Pour ce qui est du réflexe contra-latéral plantaire, comme nous l'avons déjà dit, il nous a paru rare. Sur onze malades de Bicêtre, vieux hémiplégiques avec fortes contractures, nous ne l'avons remarqué qu'une fois; voilà qui semble donner raison à l'hypothèse de MM. Klippel et Weill; ces auteurs pensent, en effet, que le réflexe contra-latéral n'existe pas au cas de lésion importante du faisceau pyramidal. Dans sept autres cas d'hémiplégie avec contracture, nous l'avons mis deux fois seulement en évidence. Dans dix cas d'hémiplégies récentes avec flaccidité, nous l'avons trouvé une fois (coma).

Il reste donc, comme signes qui paraissent avoir un rapport plus immédiat avec la contracture : au membre supérieur, les signes des interosseux de Souques et du pouce de Klippel et Weill ; au membre inférieur le réflexe plantaire contra-latéral, quand il existe et qui peut se faire soit en flexion soit en extension, suivant le degré plus ou moins accentué de la contracture, d'après Klippel et Weill ; le phénomène de Strümpell, le réflexe contra-latéral des adducteurs, qui peut cependant s'observer chez l'homme normal (Ganault).

Ce sont ces signes qui peuvent avoir sinon le plus d'intérêt du moins la meilleure signification au point de vue de la contracture.

Quant à tous les autres *petits signes* qui s'observent, leur valeur est cependant fort remarquable, puisqu'elle permet de reconnaître les paralysies du pithiatisme et celles des simulateurs.

En terminant, nous tenons à faire remarquer que nous avons négligé systématiquement les *phénomènes* qui s'observent en dehors des membres supérieur et inférieur.

CONCLUSIONS

A coté des grands signes de la contracture, liée aux lésions du faisceau pyramidal, qui ont été les premiers décrits et qui sont l'exaltation des réflexes, le clonisme, il comporte d'envisager aussi toute la série des petits signes qui ont été découverts plus récemment et qui sont :

Au premier plan : le signe de Babinski et les diverses modalités de l'extension des orteils, signes d'Oppenheim, de Schaefer, de Mendel-Bechterev, de Gordon, de Hirschberg et Rose ; le signe de Strümpell, le réflexe contro-latéral des adducteurs de Pierre Marie ; le réflexe plantaire contra-latéral, étudié par Parhon et Goldstein, Klippel et M.-P. Weill ; le signe du pouce de Klippel et Weill ; le signe des interosseux de Souques.

Accessoirement, l'exagération des réflexes de défense : réflexes du fascia lata, réflexe des raccourcisseurs de Pierre Marie et Foix.

Plus accessoirement encore, certains mouvements associés tels que la flexion combinée de la cuisse et du tronc, le signe de Grasset et Gaussel, le signe de Néri, les phénomènes d'opposition complémentaire, les signes de Raïmiste (adduction et abduction syncinétiques) et qui sont communs aux états d'asynergie, de débilité musculaire et de contracture.

L'hémiplégie organique, la paraplégie spasmodique à type d'Erb notamment, réalisent la série de ces petits signes.

***

La présence de plusieurs des signes ci-dessus mentionnés permet chez un hémiplégique, en l'absence de contracture, de mettre en évidence l'hypertonie, l'imminence de contracture.

***

La richesse de ces symptômes conduit, aujourd'hui, à faire un diagnostic facile entre les paralysies organiques et les paralysies fonctionnelles, et le tableau différentiel qu'en a donné Babinski en 1900 peut se compléter par la mention de tous ces nouveaux petits signes.

BIBLIOGRAPHIE

Achard et **Léopold Lévi**. — Contractures. *Nouv. traité de méd. et de thérap.* Séméiologie nerveuse p. 477.

Babinski.— De l'asynergie cérébelleuse. *Revue neurologique*, n° 22, 30 nov. 1899.

— De quelques mouvements associés du membre inférieur paralysé dans l'hémiplégie organique. *Soc. méd. des hôpitaux, 30 juillet 1897.*

— De l'abduction des orteils (signe de l'éventail). *Soc. de neurol.*, 3 déc. 1903.

— Sur le prétendu réflexe antagoniste de Schaefer. *Soc. de neurol.*, 11 janvier 1900.

— De l'abduction d'orteils. *Soc. de neurol.*, 2 juillet 1903.

— Du phénomène des orteils. *Semaine médicale*, 1898, n° 40. *Soc. de neurologie*, 25 juin 1898.

— Sur le réflexe cutané plantaire dans certaines affections organiques du système nerveux central. *Société de biologie*, 22 février 1896.

— De l'épilepsie spinale fruste. *Revue neurologique*, 1903, p. 111 et 1906, p. 287.

— Contracture tendino-réflexe et contracture cutané-réflexe. *Société de neurologie*, 9 mai 1912.

— Réflexes tendineux et réflexes osseux. *Bulletin méd.*, 19 et 26 octobre, 6 et 23 nov. 1912.

Bechterew. — Revue russe de psychiâtrie, de neurol. et psych. exp. 1901, n° 6.

Bouchard. — Des dégénérations secondaires de la moelle épinière. *Arch. gén. de médecine*, 1866, p. 272.

Brissaud. — Recherches anatomo-pathologiques et physiologiques sur la contracture permanente des hémiplégiques. *Thèse de Paris*, 1880.

Bychowski. — Zur Phenomenologie der Centralin hemiplegie. *Neurol. Centrabl.* 15 février 1907.

Brissaud. — Le réflexe du fascia lata. *Gazette hebd. de médecine*, mars 1896, n° 23.

Brissaud, Sicard et Tanon. — Essais de traitement de certains cas de contractures, etc. *Revue neurol.*, 1906, n° 4.

Byron-Braumwell. — *Review of neurology and psychiatry*. Vol. IX, n° 2, p. 49-53, fév. 1911.

Cacciapuoti. — Nuovi segni di paralisi organica dell' arto inferiore. *Annali di Nevrològia*, 1910, n° 1. — *Revue neurologique*, 15 avril 1911.

Camus. — Des mouvements involontaires provoqués dans les membres paralysés des hémiplégiques. Thèse Bordeaux, 1835, p. 45.

Chadzynski. — Des réflexes tendineux et cutanés et de leur dissociation. *Thèse Paris*, 1902.

Claude. — Sur certains phénomènes d'hyperkinésie réflexes observés chez les hémiplégiques *Encéphale*, mars 1910, n° 3.

Crocq. — Le phénomène plantaire combiné. Etude de la réflectivité dans l'hystérie. *Revue neurologique*, 1904, n° 21, 15 novembre.

— Etude sur le clonisme tendineux. *Journal de neurologie*, 1901, p. 21.

— Physiologie et pathologie du tonus musculaire réflexe et de la contracture. *Journal de neurologie*, p. 455.

— Réflexe plantaire cortical et réflexe plantaire médullaire. *Journal de neurologie belge*, 1902, p. 1076.

Déjerine. — Séméiologie du système nerveux. In *Traité de pathologie de Bouchard*.

Dide et Chenais. — Sur le réflexe du fascia lata. *Revue de neurologie*, 1902, p. 274.

Dupré. — *Société de neurologie*, 6 juin 1907.

Ferrier. — Le diagnostic de l'hémiplégie organique et de l'hémiplégie hystérique. *Rapport* au XIIIe Congrès international de Médecine. In. *Revue neurol.*, 1900, n° 14

Fleury (M. de). — Note sur les rapports de la trépidation épileptoïde du pied avec l'exagération des réflexes rotuliens. *Revue de médecine*, août 1884.

Gordon. — *Journal of the american medical association*, nov. 1911. *Revue neurol.*, 30 oct. 1912, n° 20.

Grasset et Calmette. — De la flexion du tronc dans le décubitus dorsal. *Soc. de neurol. de Paris*, 5 déc. 1901

Grasset (J.) et Gaussel (A.). — Un signe de paralysie organique du membre inférieur. Possibilité de souligner isolément le membre paralysé avec impossibilité de soulever simultanément les deux membres inférieurs. *Revue neurol.*, n° 17, 15 septembre 1905.

Ganault. — Contribution à l'étude de quelques réflexes dans l'hémiplégie d'origine organique. *Thèse de Paris*, 1898.

Glorieux. — Le phénomène des orteils. *Méd. de la Soc. belge de neurologie*, 1898, n° 173.

Gordon. — Réflexe paradoxal des fléchisseurs, leurs relations avec le réflexe patellaire et le phénomène de Babinski. *Revue neurol.*, 1904, n° 21, 15 nov.

Gordon. — Valeur diagnostic du réflexe paradoxal. Nouvelles preuves anatomiques de son importance pratique. *The journal of the american medical association*, n° 11, 18 mars 1911.

Lhermitte. — De la valeur des phénomènes de l'opposition complémentaire. *Semaine médicale*, 25 nov. 1908.

Hoover. — A new sign for the detection of malingering and functional paresis of the cower extremitis. *Journal of the american med. association*, 29 août 1908.

Harris. — Review of neurology and Psychiatry. 1903, n° 5.

Hirschberg — Note sur un réflexe adducteur du pied. *Revue neurol.*, n° 15, 15 août 1903.

Hirschberg et **Rose.** — Cont. à l'étude des réflexes adducteurs du pied. *Soc. de neurol.*, 7 janvier 1904.

Homburger. — *Neurol. centralbl.*, n° 15, 1er août 1901.

Klippel et **Weill.** — De la flexion spontanée du pouce par redressement provoqué des autres doigts chez les hémiplégiques contracturés. *Société de neurol.*, 1er avril 1909.

Klippel, Weill (M.E.) et **Serguéef.** — Réflexe contra-latéral plantaire hétérogène. *Soc. de neurol.*, 2 juillet 1908.

Klippel et **Weill.** — Les réflexes contra-latéraux. *Nouvelle iconogr. Salpêtrière*, 1908, n° 270.

Kürt-Mendel. — *Neurol. centralbl.*, n° 5, 1er mars 1904.

Lhermitte. — Les petits signes de l'hémiplégie. *Revue neurol.* 15 octobre 1911.

Léri (A.). — Le réflexe des orteils chez les enfants. *Revue neurol.*, n° 14, 30 juillet, 1903.

— (A). — Un phénomène réflexe du membre supérieur. *Revue neurol.*, n° 5, 15 mars 1913.

Marie (P.). — *Société méd. des hôpitaux*, 13 avril 1891.

— et **Crouzon.** — *Société de neurologie*, 2 juillet 1903.

Marie (Pierre) et **Léri** (A.). — Séméiologie nerveuse. Hémiplégie *Nouv. traité Brouardel et Gilbert*, 1911.

— et **Foix.** — Sur le retrait réflexe du membre inférieur provoqué par la flexion forcée des orteils. *Soc. de neurologie*, 7 juillet 1910.

— » — Les phénomènes d'automatisme médullaire. *Revue neurol.*, 31 mai 1912, n° 10.

Marinesco. — Etude sur le phénomène des orteils. *Revue neurologique*, 30 mai 1903, n° 10.

Martin Cohn. — *Neurol. Centralbl*, 1893, n° 13, p. 580.

Néri. — Sur un nouveau signe d'hémiplégie organique. *Soc. de neurol.*, 2 déc. 1909.

Noïca et Paulian. — Un signe organique : la flexion du genou. *Revue neurol.*, n° 5, 15 mars 1913.

Noïca. A propos de l'articlede M. Raïmiste sur les mouvement sassociés du membre inférieur malade, etc. *Revue neurol.*, 15 avril 1911.

Oppenheim. — *Monatsch. f. psych*, nov. et déc. 1902.

Pastine. — Le phénomène de l'extension des doigts normal et pathol. *Revue neurol*, n° 5, 15 mars 1913.

Parhon (C.) et Goldstein. — Sur quelques troubles vaso-moteurs dans l'hémiplégie. *Roumanie médicale*, n° 3, 1899.

— Sur le réflexe contra-latéral. *Journal de neurol.* Bruxelles, 1902, n° 8.

Pitres et Fleury (M. de) — Notes sur les caractères graphiques de la trépidation épileptique du pied et de la rotule. *Revue de médecine*, juin 1886.

Raïmiste. — Deux signes d'hémiplégie organique du membre inférieur. *Revue neurol.* 15 février 1909.

— Syndrome de la paralysie centrale organiqne du membre supérieur. *Rev. Neurol.* 30 nov. 1909.

— Sur les mouvements associés du membre inferieur malade chez les hémiplégiques organiques. *Revue Nevrol.*, 30 janvier 1911.

Roger. — De l'exagération des réflexes tendineux dans l'hystérie. *Thèse de Montpellier*, 1908.

Romagna-Manoïa. — Sur deux signes d'hémiplégie organique du membre inférieur. *Encéphale*, 10 sept. 1909.

Roth. — *Revue neurolog.* 1910, n° 14.

Sano. — Contribution à l'étude du réflexe cutané du pied. *Journal de neurol.* 20 oct. 1901, n° 21.

Schaefer. — *Neurolog. Centralbl.* 1899, n° 22.

Schüler. — *Neurol. centralbl.* 1899, n° 13, p. 585.

Souques. — Sur le phénomène des interosseux de la main. *Soc. méd. des hôpitaux*, 28 juin 1907.

— Le phénomène des doigts. *Revue neurol.* 1912, n° 22.

Sterling (W.). — Adduction syncinétique du bras malade dans l'hémiplégie organique. *Rev. neurol.*, 30 oct. 1912, n° 20

Strümpell. — Deustche *Zeitsch f Nervenheilk.* 1901.

Stroehlin. — Les syncinésies. *Thèse Paris*, 1911.

Strümpell. — Ueber primäre anite encephalitis *Deutsche arch. f. Klinisch pied.* Leipzig Bd. 47 p. 58.

Thüe. — Tillfälde of tumor thalamici optici et capoulae internae med. Hemiansthesie. Mag. f. Leigen 1888, p. 58.

Vulpian et Charcot. — *Soc. méd. des Hôpitaux*, 1866.

Valobra et Bertolotti. *Journal de l'Académie royale de Turin*, 1904, n° 11-12, p. 680, 689.

Zennier. — A new sign for the detection of malingering and functional parisis of the cower extremities. *Journ. of the american med. association*, 17 oct. 1908.

TABLE DES MATIÈRES

ANGOULÊME. — IMPRIMERIE L. COQUEMARD ET Cie

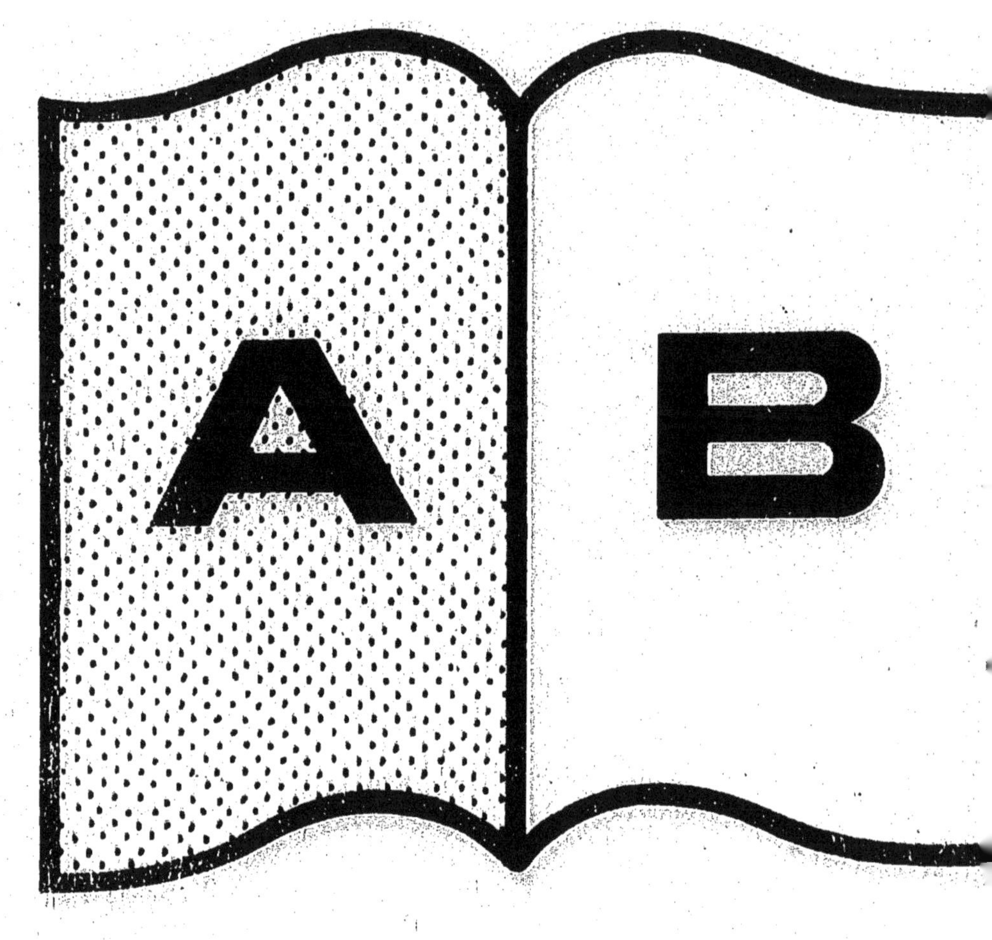
A
B

www.ingramcontent.com/pod-product-compliance
Ingram Content Group UK Ltd.
Pitfield, Milton Keynes, MK11 3LW, UK
UKHW022125190726
13855UKWH00003B/1042